Barbara Groos

Arbeitsbuch
Mensch Körper Krankheit
BIOLOGIE ANATOMIE PHYSIOLOGIE

Abkürzungsverzeichnis

A., Aa.	Arterie, Arterien	i. v.	intravenös
Abb.	Abbildung	M., Mm.	Musculus, Musculi
ATP	Adenosintriphosphat	MKK	Lehrbuch *Mensch Körper*
BAP	Lehrbuch *Biologie*		*Krankheit*
	Anatomie Physiologie	N., Nn.	Nervus, Nervi
bzw.	beziehungsweise	s. c.	subkutan
ca.	circa (ungefähr)	u. a.	unter anderem
d. h.	das heißt	v. a.	vor allem
EKG	Elektrokardiogramm	V., Vv.	Vene, Venen
i. m.	intramuskulär	z. B.	zum Beispiel

Barbara Groos

Arbeitsbuch

Mensch
Körper
Krankheit

BIOLOGIE
ANATOMIE
PHYSIOLOGIE

4. Auflage

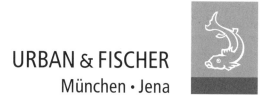

Zuschriften und Kritiken an
Urban & Fischer Verlag
Lektorat Pflege
Karlstr. 45
80333 München

Hinweis: Das Arbeitsbuch zu *Mensch Körper Krankheit* (MKK) und *Biologie Anatomie Physiologie* (BAP) bezieht sich in den Querverweisen auf die 4. Auflage bzw. 5. Auflage der Quellwerke, so dass sich geringfügige Änderungen hinsichtlich der Abbildungs- und Kapitelnummern zu den Folgeauflagen (siehe Kasten) ergeben. Da das Lehrbuch *Biologie Anatomie Physiologie* (BAP) weniger Krankheitsbilder vermittelt, wird bei einigen Fragen zu Krankheitsbildern meist lediglich auf das Lehrbuch *Mensch Körper Krankheit* (MKK) verwiesen. In den meisten Fällen können auch diese Fragen jedoch weitgehend mit dem Wissen aus *Biologie Anatomie Physiologie* (BAP) beantwortet werden.

Bibliografische Information der Deutschen Bibliothek
Die Deutsche Bibliothek verzeichnet diese Publikation in der Deutschen Nationalbibliografie; detaillierte bibliografische Daten sind im Internet über http://dnb.ddb.de abrufbar.

ISBN 3-437-26681-0

Alle Rechte vorbehalten
1. Auflage 1995
3. Auflage 2001
4. Auflage 2003

© 2003 Urban & Fischer Verlag München • Jena

06 07 08 09   5 4 3

Quellwerke:

R. Huch/ C. Bauer (Hrsg.)
Mensch Körper Krankheit
Anatomie, Physiologie, Krankheitsbilder – Lehrbuch und Atlas für die Berufe im Gesundheitswesen
4. Auflage 2003   ISBN 3-437-26790-6

N. Menche (Hrsg.)
Biologie Anatomie Physiologie
Kompaktes Lehrbuch für die Pflegeberufe
5. Auflage 2003   ISBN 3-437-26800-7

Das Werk einschließlich aller seiner Teile ist urheberrechtlich geschützt. Jede Verwertung außerhalb der engen Grenzen des Urheberrechtsgesetzes ist ohne Zustimmung des Verlages unzulässig und strafbar. Dies gilt insbesondere für Vervielfältigungen, Übersetzungen, Mikroverfilmungen und die Einspeicherung und Verarbeitung in elektronischen Systemen.

Lektorat: Hilke Nüssler, München
Herstellung: Christine Kosel, München
Layout, Satz: Ebner & Spiegel, Ulm
Druck: H. Stürtz AG, Würzburg
Umschlaggestaltung: Spiesz-Design, Neu-Ulm
Umschlagfotos: Auge – G. Kamper, Getty Images Deutschland GmbH, München;
Hände – R. McVay, Getty Images Deutschland GmbH, München;
Körper – P. Loewen, Eric Bach Superbild Bildarchiv, München
Grafiken: Gerda Raichle, Ulm; Sabine Weinert-Spieß, Neu-Ulm
Comics: Robert Young, Ulm

Aktuelle Informationen finden Sie im Internet unter der Adresse: **http://www.urbanfischer.de**

Inhalt – Kurzübersicht

1	Die Organisation des menschlichen Körpers (BAP Kap. 1)	1
2	Das Notwendige aus Chemie und Biochemie (BAP Kap. 2)	4
3	Von der Zelle zum Organismus, Genetik und Evolution (BAP Kap. 3, 4)	7
4	Die Gewebe des Körpers (BAP Kap. 5)	11
5	Gesundheit und Krankheit (BAP –)	14
6	Infektion und Abwehr (BAP Kap. 6, ohne Infektion)	18
7	Muskeln, Knochen, Gelenke (BAP Kap. 7)	23
8	Der Bewegungsapparat (BAP Kap. 8)	28
9	Die Haut (BAP Kap. 9)	40
10	Das Nervengewebe (BAP Kap. 10)	44
11	Das Nervensystem (BAP Kap. 11)	48
12	Sensibilität und Sinnesorgane (BAP Kap. 12)	56
13	Das Hormonsystem (BAP Kap. 13)	61
14	Blut und Lymphe (BAP Kap. 14, Lymphe im Kap. 6)	65
15	Das Herz (BAP Kap. 15)	69
16	Kreislauf und Gefäßsystem (BAP Kap. 16)	73
17	Das Atmungssystem (BAP Kap. 17)	78
18	Das Verdauungssystem (BAP Kap. 18.1 – 18.8)	84
19	Stoffwechsel und Ernährung (BAP Kap. 18.9)	92
20	Niere, Harnwege, Wasser- und Elektrolythaushalt (BAP Kap. 19)	97
21	Geschlechtsorgane und Sexualität (BAP Kap. 20)	104
22	Entwicklung, Schwangerschaft und Geburt (BAP Kap. 21)	108
23	Kinder (BAP Kap. 22)	111
24	Der ältere Mensch (BAP Kap. 23)	116
25	Psychologie und Psychiatrie – Grundbegriffe und Leiterkrankungen (BAP –)	120
26	Notfälle (BAP –)	124
	Lösungen	131

Die Gliederung des Arbeitsbuches bezieht sich auf die Kapitelfolge der 4. Auflage des Lehrbuchs *Mensch Körper Krankheit* (MKK).
Abweichungen zum Lehrbuch *Biologie Anatomie Physiologie* (BAP) ☞ jeweils in Klammern dahinter

Die Organisation des menschlichen Körpers

Eigenschaften der lebendigen Materie

Was zeichnet Lebewesen grundsätzlich im Vergleich mit nicht lebenden Strukturen aus?

Aufgabe 1
MKK/BAP 1.2

a) Aufbau aus einer oder vielen Zellen
b) Stoffwechselfunktionen
c) selbständige Vermehrung
d) Fähigkeit zu denken

Zellorganellen

Bitte ergänzen Sie den folgenden Text:

Aufgabe 2
MKK/BAP 1.1

Die Zellorganellen regeln den St.........w................ der Zelle.
Viele Zellen bilden das G................ . Das Gewebe bildet das O................ .
Der menschliche Körper beherbergt verschiedene O.............s................ .

Organsysteme

Nennen Sie zu den drei folgenden Funktionen das zugehörige Organsystem:

Aufgabe 3
MKK Tab. 1.3
BAP Tab. 1.2

Luft holen ....
Blut ....
Urin/Harn ....

Die Körperhöhlen

Welche der folgenden Körperhöhlen gehören zu den großen Körperhöhlen des Menschen?

Aufgabe 4
MKK 1.3

a) Augenhöhlen   b) Brusthöhle
c) Nasennebenhöhle   d) Pleurahöhle
e) Bauch-Beckenraum   f) Achselhöhle

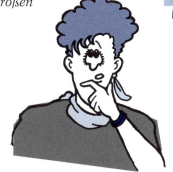

Aufgabe 5 — MKK Abb. 1.6

Regelkreis

Bitte ordnen Sie die Begriffe einander zu und tragen Sie die Begriffe der rechten Seite in die Abbildung ein.

Regler	Nervenimpulse ändern Gefäßweite, stimulieren bzw. drosseln die Herzarbeit
Messfühler	Soll-Blutdruck
Istwert	Gehirn (Kreislaufzentrum)
Regelgröße	Impulse über Nerven ans Gehirn geleitet
Stellglied ändert Regelgröße	Blutdruck in Arteriolen und anderen Gefäßen
Sollwert	Pressorezeptoren, z.B. in den Arterien

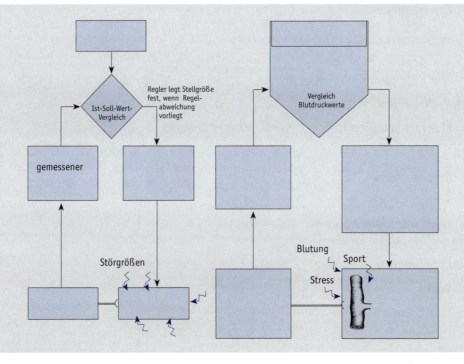

Aufgabe 6 — MKK 1.5.3 — BAP 7.4

Körperliche Arbeit

Welche Veränderungen im Organismus finden während körperlicher Arbeit statt?

a) Erhöhung von Herzfrequenz und Herzschlagvolumen

b) Vermehrte Durchblutung der Muskulatur

c) Produktion von aeroben Stoffwechselprodukten

d) Steigerung der Durchblutung von Nieren und Magen-Darm-Trakt

e) Steigerung des Atemminutenvolumens

1 Die Organisation des menschlichen Körpers

Richtungsbezeichnungen am Körper

Bitte ordnen Sie die folgenden Begriffe den entsprechenden Kästchen in der Abbildung zu:

a) kranial b) kaudal c) dexter d) sinister
e) ventral f) dorsal g) medial h) lateral
i) proximal k) distal l) anterior m) posterior

Aufgabe 7
MKK Abb. 8.1
BAP Abb. 1.6

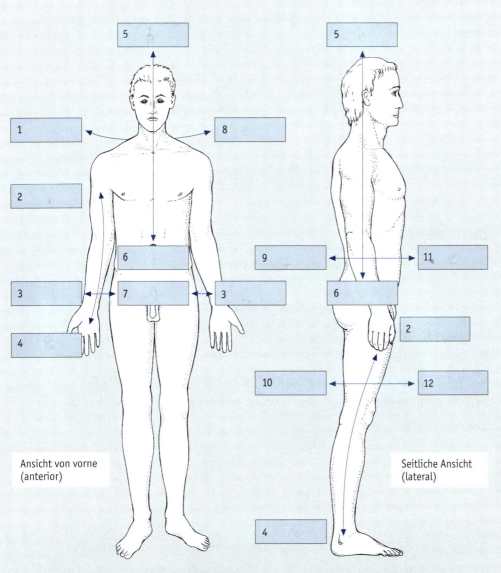

Ansicht von vorne (anterior)

Seitliche Ansicht (lateral)

Anmerkung: Die kleinen Ziffern in den Kästchen dienen zur Kontrolle der richtigen Lösung im Lösungsteil.

Das Notwendige aus Chemie und Biochemie

Aufbau eines Atoms

Aufgabe 1
MKK Abb. 2.2
BAP Abb. 2.2

Bitte benennen Sie die Strukturen der Abbildung:

a) Proton

b) Neutron

c) Elektron

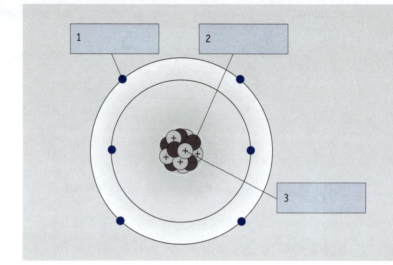

Die Ionenbindung

Aufgabe 2
MKK/BAP 2.4.1

Ergänzen Sie bitte die beiden folgenden Sätze:

Löst man Salzkristalle (z.B. NaCl) in Wasser auf, so erhält man eine wässrige Lösung. Sie heißt E.....k..........lösung. Neutrale Lösungen sind weder s..........r noch b.........sch. Versieht man eine solche Lösung mit elektrischer Spannung, so wandern die positiv geladenen Natriumionen zur negativ geladenen K..........de, die negativ geladenen Anionen wandern zur positiv geladenen A......de.

Säuren und Basen

Aufgabe 3
MKK/BAP
2.7.2 – 2.7.4

Bitte ergänzen Sie folgenden Text

Azidität und Alkalität einer Lösung hängen von der Konzentration der ....- Ionen bzw. ....-Ionen ab.
Ist die Konzentration gleich, so ist die Lösung n............. Chemische Substanzen, die ......-Ionen abgeben können, bezeichnet man als .... Je saurer eine Lösung ist, desto k............. ist der ....-Wert. Um den pH-Wert

innerhalb einer Körperflüssigkeit konstant zu halten, gibt es ...
............systeme. Das sind Substanzen, die überschüssige H⁺-Ionen
a..................... und bei basischen Milieu wieder a...........b........... Ein
wichtiges Puffersystem unseres Körpers ist das K................./
B....................- System.

Organische Verbindungen in der Ernährung

Welche Substanz ist der Hauptenergieträger des menschlichen Körpers?

Aufgabe 4
MKK/BAP 2.8.1

a) Alkohol b) Eiweiß
c) Fett d) Wasser
e) Glukose (Zucker)

Organische Verbindungen in der Ernährung

Welche Begriffe passen zusammen?

Aufgabe 5
MKK 2.8

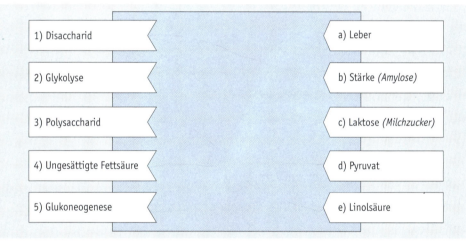

1) Disaccharid — a) Leber
2) Glykolyse — b) Stärke (Amylose)
3) Polysaccharid — c) Laktose (Milchzucker)
4) Ungesättigte Fettsäure — d) Pyruvat
5) Glukoneogenese — e) Linolsäure

Organische Verbindungen in der Ernährung

Welche Aussagen zum Cholesterin treffen zu?

Aufgabe 6
MKK/BAP 2.8.2

Cholesterin:

a) ist ein Baustein der Zellmembranen des menschlichen Körpers.
b) wird von Pflanzen produziert.
c) kann zur Gefäßverkalkung führen.
d) ist ein Vorläufer von bestimmten Hormonen.
e) ist ein Vorläufer von Gallensäuren.

Aufgabe 7 — MKK 2.9 — BAP 2.5 + 2.8.3

Die Schlüsselrolle von Enzymen und Coenzymen

Bitte ordnen Sie die folgenden Begriffe einander sinnvoll zu:

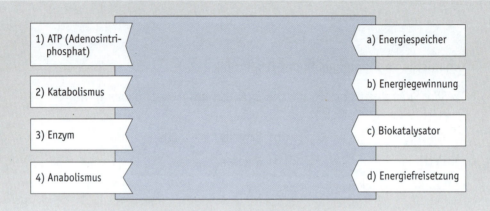

1) ATP (Adenosintriphosphat)
2) Katabolismus
3) Enzym
4) Anabolismus

a) Energiespeicher
b) Energiegewinnung
c) Biokatalysator
d) Energiefreisetzung

Aufgabe 8 — MKK/BAP 2.8.4

Nukleinsäuren: Schlüssel zur Vererbung

Welche typischen Merkmale kennzeichnen die DNA?

a) Doppelstrang
b) Base „Uracil"
c) Zuckermolekül Desoxyribose
d) einfacher Strang

Aufgabe 9 — MKK/BAP 2.8.4

Nukleinsäuren: Schlüssel zur Vererbung

Aus welchen Basen ist die DNA aufgebaut und welche liegen sich gegenüber?

1) A............
2) G............
3)..........m....
4).........s.....

Von der Zelle zum Organismus, Genetik und Evolution

Zellstrukturen und -organellen

Bitte beschriften Sie die Abbildung mit folgenden Begriffen:

Aufgabe 1
MKK/BAP Abb. 3.3

a) Zellkern

b) Mitochondrien

c) Endoplasmatisches Retikulum mit Ribosomen

d) Golgi-Apparat

e) Nukleolus

f) Kontaktstelle zur Nachbarzelle

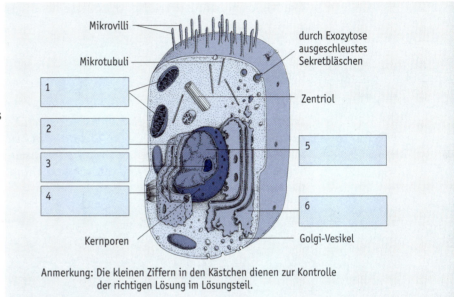

Anmerkung: Die kleinen Ziffern in den Kästchen dienen zur Kontrolle der richtigen Lösung im Lösungsteil.

Funktion der Zellorganellen

Bitte ordnen Sie die Zellorganellen ihren Funktionen zu:

Aufgabe 2
MKK/BAP 3.3

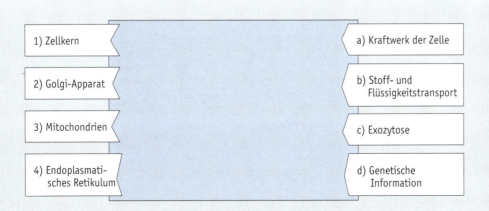

Transportprozesse

Aufgabe 3
MKK 3.5.4 + 3.5.5
BAP 3.5

Bitte ergänzen Sie folgende Sätze

Die D.................. findet entlang eines K..................g................. statt.
Der Lösungsmitteltransport durch eine s.................... Membran wird als
.... bezeichnet.
Die beiden genannten Transportprozesse benötigen .... Energie.

Osmose

Aufgabe 4
MKK 3.5.5 +
Abb. 3.17
BAP 3.5.5 +
Abb. 3.12

In der linken Kammer befinden sich die gelösten Teilchen in höherer Konzentration als in der rechten Kammer. Die beiden Kammern sind durch eine semipermeable Membran getrennt, die nur für Lösungsmittelmoleküle durchlässig ist. Bitte zeichnen Sie mit Pfeilen ein in welche Richtung ein Transportprozess stattfindet und wie die Verteilung nach erfolgtem Konzentrationsausgleich aussieht.

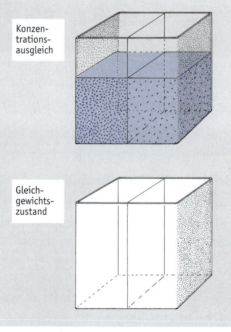

Konzentrationsausgleich

Gleichgewichtszustand

Von der Zelle zum Organismus, Genetik und Evolution

Hauptfunktion der Zellen

Bitte ergänzen Sie den folgenden Text:

Die Pr............bio............se ist eine der Hauptfunktionen der menschlichen Zelle. Der erste Schritt der Übertragung von genetischer Information vom Zellkern ins Zytoplasma ist die Tr......k.......tion. Dabei wird die m....s.......er-R.... an der Kern-DNA gebildet. 3 Basen kodieren eine A..........säure. Bei der Tr.....l....ion fügen sich 3 Basen der m-RNA und 3 Basen eines t-RNA-Moleküls zusammen. Die an der t-RNA hängenden Aminosäuren fügen sich zu einer Pr....t........kette zusammen. Die Translation findet an den R...b.........men statt. Ein aus vielen Basentripletts bestehender Abschnitt auf der DNA, der den Code für die Bildung *eines* bestimmten Proteins enthält, ist ein G.......... .

Aufgabe 5
MKK 3.7
BAP 3.6

Mitose und Meiose

*Die Mitose ist die Zellteilung, die Meiose die Reifeteilung.
Bitte ordnen Sie den beiden Arten von Zellteilung die zugehörigen charakteristischen Begriffe zu*

Aufgabe 6
MKK 3.8
BAP 3.7

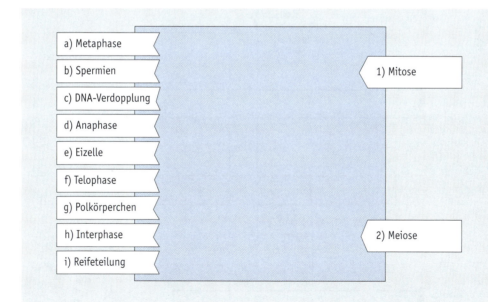

a) Metaphase
b) Spermien
c) DNA-Verdopplung
d) Anaphase
e) Eizelle
f) Telophase
g) Polkörperchen
h) Interphase
i) Reifeteilung

1) Mitose
2) Meiose

Vererbungslehre/Mendel-Gesetze

Aufgabe 7
MKK 3.9.2
BAP 4.3

Bitte ordnen Sie richtig zu:

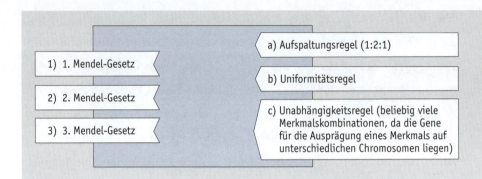

1) 1. Mendel-Gesetz
2) 2. Mendel-Gesetz
3) 3. Mendel-Gesetz

a) Aufspaltungsregel (1:2:1)
b) Uniformitätsregel
c) Unabhängigkeitsregel (beliebig viele Merkmalskombinationen, da die Gene für die Ausprägung eines Merkmals auf unterschiedlichen Chromosomen liegen)

Erbgänge und Ausprägungstypen

Aufgabe 8
MKK 3.9
BAP 4.1 + 4.3

Kreuzworträtsel

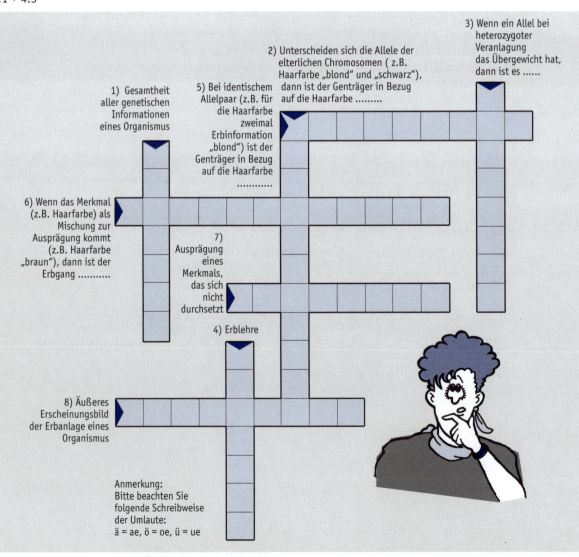

1) Gesamtheit aller genetischen Informationen eines Organismus
2) Unterscheiden sich die Allele der elterlichen Chromosomen (z.B. Haarfarbe „blond" und „schwarz"), dann ist der Genträger in Bezug auf die Haarfarbe ....
3) Wenn ein Allel bei heterozygoter Veranlagung das Übergewicht hat, dann ist es ......
4) Erblehre
5) Bei identischem Allelpaar (z.B. für die Haarfarbe zweimal Erbinformation „blond") ist der Genträger in Bezug auf die Haarfarbe ....
6) Wenn das Merkmal (z.B. Haarfarbe) als Mischung zur Ausprägung kommt (z.B. Haarfarbe „braun"), dann ist der Erbgang ....
7) Ausprägung eines Merkmals, das sich nicht durchsetzt
8) Äußeres Erscheinungsbild der Erbanlage eines Organismus

Anmerkung: Bitte beachten Sie folgende Schreibweise der Umlaute:
ä = ae, ö = oe, ü = ue

Die Gewebe des Körpers

Gewebearten

Es gibt vier unterschiedliche Gewebegruppen. Bitte ergänzen Sie:

a) E................gewebe

b) B..............- und Stützgewebe

c) M...............gewebe

d) N...............gewebe

Aufgabe 1
MKK 4.1
BAP 5.1

Epithelgewebe

Nicht alle Organe sind mit dem gleichen Epithel bedeckt bzw. ausgekleidet. Bitte ordnen Sie die unterschiedlichen Epithelien den richtigen Organen zu:

Aufgabe 2
MKK 4.2
BAP 5.2

1) Flimmerepithel — a) Harnblase
2) Plattenepithel — b) Nase
3) Übergangsepithel — c) Hautoberfläche

Binde- und Stützgewebe

Bitte ordnen Sie zu:

Aufgabe 3
MKK 4.3
BAP 5.3

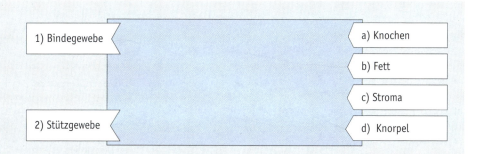

1) Bindegewebe — a) Knochen
— b) Fett
— c) Stroma
2) Stützgewebe — d) Knorpel

Knorpel

Aufgabe 4
MKK 4.3.5
BAP 5.3.5

Bitte ergänzen Sie den folgenden Absatz:

Knorpelgewebe ist besonders druckfest, weil die Ch............zyten von viel fester ....sub............ umgeben sind. Knorpel zählt zu den bradytrophen Geweben mit niedriger St..............ak.........t, da er nicht durchblutet wird. Hy............. Knorpel überzieht Gelenkflächen, e......st.......er Knorpel bildet das „Gerüst" der Ohrmuschel. Bandscheiben bestehen aus F............knorpel.

Muskelgewebe/Herzmuskulatur

Aufgabe 5
MKK 4.4.3
BAP 5.4.3

Welche Aussagen zur Herzmuskulatur treffen zu?

a) Die Herzmuskulatur ist dem Willen unterworfen.

b) Sie ist eine Sonderform der quergestreiften Muskulatur, zeigt aber auch Merkmale der glatten Muskulatur.

c) Die Zellen der Herzmuskulatur bilden ein Flechtwerk, das die elektrische Erregungsausbreitung im Herzgewebe fördert.

Nervengewebe

Aufgabe 6
MKK 4.5
BAP 5.5

Bitte ordnen Sie die folgenden Begriffe einander sinnvoll zu:

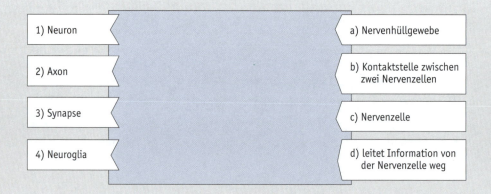

1) Neuron
2) Axon
3) Synapse
4) Neuroglia

a) Nervenhüllgewebe
b) Kontaktstelle zwischen zwei Nervenzellen
c) Nervenzelle
d) leitet Information von der Nervenzelle weg

4 Die Gewebe des Körpers

Muskelgewebe/Glatte Muskulatur

Wo befindet sich glatte Muskulatur?

a) Darm
b) Uterus
c) M. biceps
d) Harnblase

Aufgabe 7
MKK 4.4.1
BAP 5.4

Muskelgewebe/Quergestreifte Muskulatur

Wo befindet sich quergestreifte Muskulatur?

a) Dünndarm
b) Armmuskulatur
c) Beinmuskulatur
d) Rückenmuskeln
e) Zwerchfell

Aufgabe 8
MKK 4.4.2
BAP 5.4.2

Aufbau des Lamellenknochens

Bitte ordnen Sie der Abbildung folgende Begriffe zu:

a) Periost
b) Kortikalis
c) Spongiosa
d) Trabekel
e) Markraum

Aufgabe 9
MKK Abb. 4.12
BAP Abb. 7.3

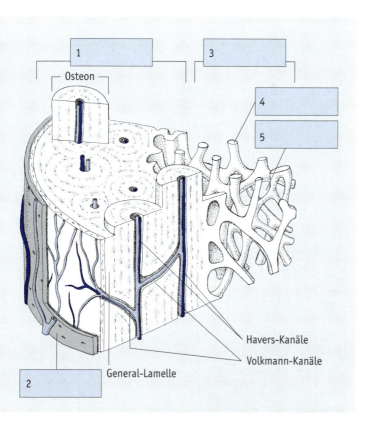

Gesundheit und Krankheit

Aufgabe 1
MKK 5.2

Äußere und innere Krankheitsursachen

Bitte ordnen Sie zu:

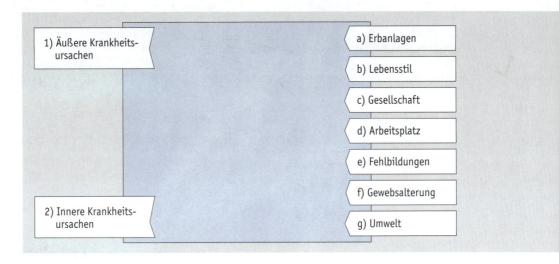

1) Äußere Krankheitsursachen
2) Innere Krankheitsursachen

a) Erbanlagen
b) Lebensstil
c) Gesellschaft
d) Arbeitsplatz
e) Fehlbildungen
f) Gewebsalterung
g) Umwelt

Aufgabe 2
MKK 5.4

Zell- und Gewebsschäden

Kreuzworträtsel

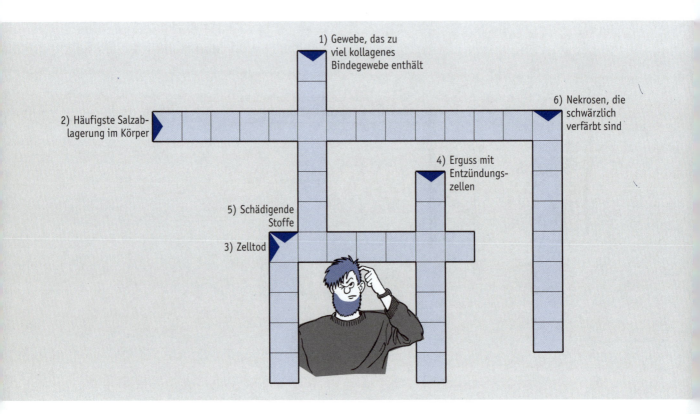

1) Gewebe, das zu viel kollagenes Bindegewebe enthält
2) Häufigste Salzablagerung im Körper
3) Zelltod
4) Erguss mit Entzündungszellen
5) Schädigende Stoffe
6) Nekrosen, die schwärzlich verfärbt sind

5 Gesundheit und Krankheit

Genetisch bedingte Krankheiten und Humangenetik

Welche Aussagen sind richtig?

Aufgabe 3
MKK 5.2.2

a) Während der 2. Reifeteilung werden die 23 Chromosomenpaare des Menschen nach dem Zufallsprinzip getrennt.

b) Der Verlust oder Zugewinn eines Chromosomenabschnitts wird als nummerische Chromosomenaberration bezeichnet.

c) Die spontanen oder durch schädigende Einflüsse verursachten Änderungen des Erbguts werden als Mutation bezeichnet.

d) Eine strukturelle Chromosomenaberration entsteht durch Verringerung oder Erhöhung der Chromosomenzahl.

e) Ein dominantes Allel überdeckt die Wirkung eines rezessiven Allels.

Die Entzündung

Welche fünf Kardinalsymptome der Entzündung stellt die Karikatur dar?

Aufgabe 4
MKK Abb. 5.8

a) .... b) ....
c) .... d) ....
e) ....

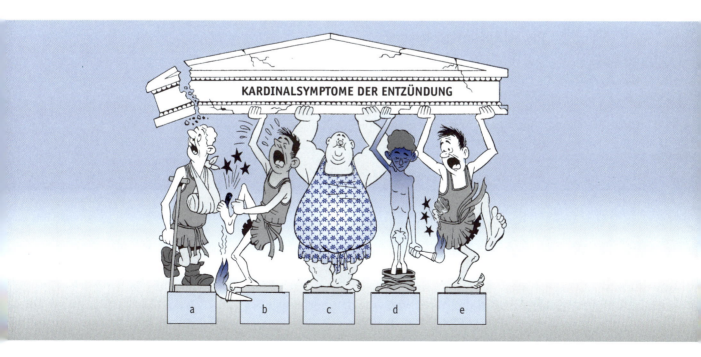

Entartete Gewebe: Tumoren

Aufgabe 5
MKK Abb. 5.12

Es gibt gutartige und bösartige Tumoren. Bitte charakterisieren Sie die Tumoren anhand der folgenden Eigenschaften, indem Sie die Buchstaben den entsprechenden Kästchen der Abbildung zuordnen:

a) Kapsel
b) unscharfe Begrenzung
c) bricht nicht in Gefäße ein
d) bricht in Gefäße ein
f) invasiv-zerstörendes Wachstum
e) verdrängendes Wachstum
g) Metastasierung
h) keine Metastasen

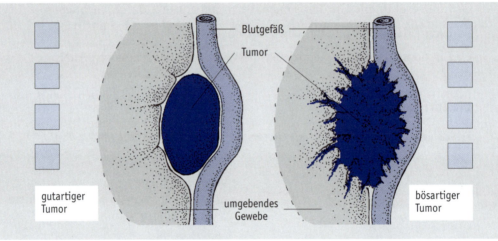

Therapie bösartiger Tumoren

Aufgabe 6
MKK 5.7.6

Silbenrätsel. Wie kann man gegen bösartige Tumoren vorgehen?

be - che - ent - fah - fer - hand - heil - hor - im - len - lung - mo - mon - mor - mun - na - nung - pie - pie - pie - ra - ra - ra - ren - strah - the - the - the - tu - tur - ver

a) chirurgisches Vorgehen gegen den Tumor ....
b) Anwendung von Elektronen, Neutronen, Protonen oder Radionukliden zur Zerstörung des Tumors ....
c) Therapie mit Zytostatika ....
d) Anwendung von Stoffen, die den körpereigenen Drüsensekreten ähnlich sind ....

e) Stärkung der körpereigenen Abwehr
   gegen den Tumor

f) Anwendung von Mistelextrakt
   oder anderen pflanzlichen Produkten

Krankheitsverläufe

Die folgenden Kurven sollen unterschiedliche Krankheitsverläufe darstellen. Bitte beschriften Sie die Leerkästchen mit den Buchstaben:

a) perakut (rasch zum Tode führend)

b) chronisch progredient (fortschreitend, führt nach Jahren zum Tode)

c) chronisch kontinuierlich   d) chronisch rezidivierend

e) akut   f) inapparent (unbemerkt)

g) Rückfall (Rezidiv) nach längerer Zeit

Aufgabe 7
MKK Abb. 5.18

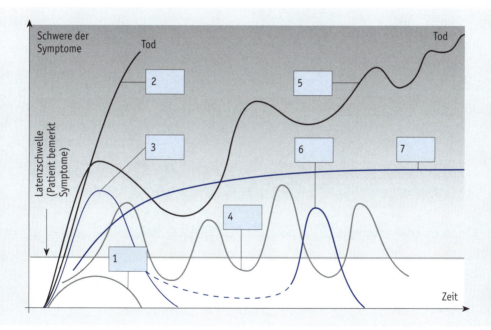

Null-Linie im EEG

Wesentlicher Anhaltspunkt für den Hirntod ist eine Null-Linie im EEG über mindestens

a) 10 Minuten   b) 30 Minuten   c) 60 Minuten

Aufgabe 8
MKK 5.10.1

Infektion und Abwehr

Aufgabe 1
MKK/BAP 6.2

Schutzbarrieren des Körpers

Da, wo Krankheitserreger zum ersten Male mit dem Körper in Kontakt kommen, ist der Körper durch Schutzbarrieren geschützt. Welche Aussagen sind richtig?

Schutzfunktion haben:

a) Magensäure

b) Lysozym im Speichel und in den Tränen

c) Säuremantel der Haut

d) physiologische Bakterienflora im Verdauungstrakt

e) alle Aussagen sind richtig

f) keine der Aussagen ist richtig

Aufgabe 2
MKK/BAP 6.1.2

Lymphatische Organe

Bitte ordnen Sie zu:

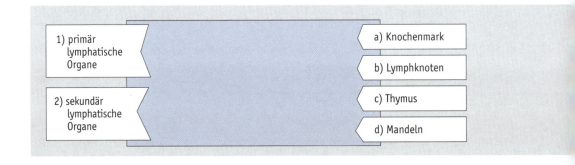

1) primär lymphatische Organe
2) sekundär lymphatische Organe

a) Knochenmark
b) Lymphknoten
c) Thymus
d) Mandeln

Aufgabe 3
MKK/BAP 6.4.4

Das Schlüssel-Schloss-Prinzip

Worum handelt es sich bei dem „Schlüssel-Schloss-Prinzip"?

a) Ein Bakterium muss eine Wirtszelle finden, deren Oberfläche genau zu ihm passt. Dann kann es die Zelle zerstören.

b) Ein Erreger kann dann vernichtet werden, wenn es einen Antikörper gibt, der genau zum Antigen des Erregers passt.

c) Erst wenn der Antikörper und das Antigen des Erregers genau zusammenpassen, kommt es zum Ausbruch der Erkrankung.

6 Infektion und Abwehr

Die vier Teilsysteme der Abwehr

Bitte ordnen Sie die nachfolgenden „Bausteine" der Immunabwehr ihrer Systemzugehörigkeit entsprechend zu:

Aufgabe 4
MKK/BAP Tab. 6.1

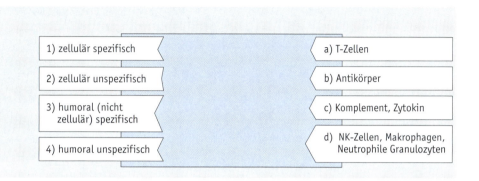

1) zellulär spezifisch
2) zellulär unspezifisch
3) humoral (nicht zellulär) spezifisch
4) humoral unspezifisch

a) T-Zellen
b) Antikörper
c) Komplement, Zytokin
d) NK-Zellen, Makrophagen, Neutrophile Granulozyten

Aufbau eines IgG-Antiköpers

Man spricht von der Y-Form des Antikörpers. Dieses Y hat folgende Elemente:

Aufgabe 5
MKK/BAP Abb. 6.9

a) Antigenbindungsstellen
b) Leichte Ketten
c) Verbindungsstellen
d) Schwere Ketten
e) Kontaktstellen für die Zusammenarbeit mit anderen Abwehrzellen

Bitte beschriften Sie das Modell des Antikörpers mit Hilfe dieser Informationen, indem Sie die Lösungsbuchstaben in die Kästchen eintragen:

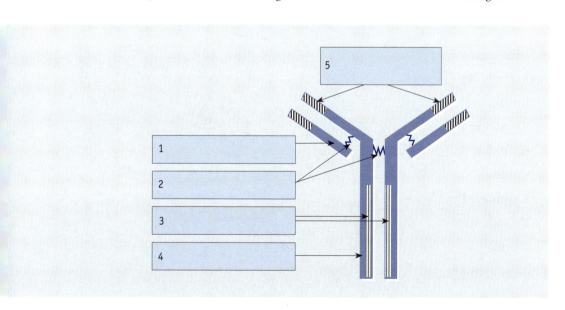

Impfung

Bitte ordnen Sie zu:

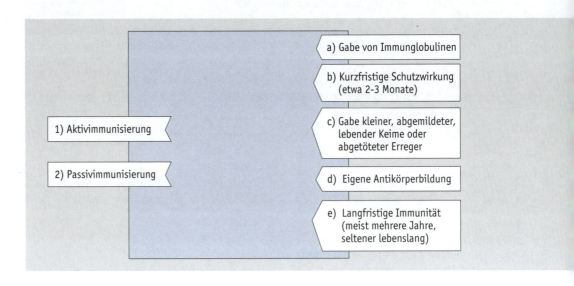

Die medizinisch wichtigsten Bakteriengruppen

Bitte benennen Sie die unten dargestellten Bakterien sowie jeweils 2 Infektionskrankheiten, für die sie verantwortlich sind:

1) Erreger ....
   Krankheit 1 ....
   Krankheit 2 ....
2) Erreger ....
   Krankheit 1 ....
   Krankheit 2 ....
3) Erreger ....
   Krankheit 1 ....
   Krankheit 2 ....
4) Erreger ....
   Krankheit 1 ....
   Krankheit 2 ....
5) Erreger ....
   Krankheit 1 ....
   Krankheit 2 ....

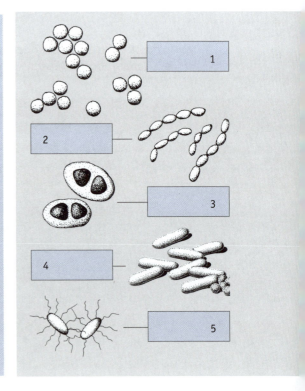

6 Infektion und Abwehr

Allergische Reaktionsformen

Silbenrätsel

a - al - gie - his - im - kine - kom - kom - kon - la - ler - ment - min - mun - na - phy - plan - ple - plex - ta - takt - tat - to - to - to - trans - xie - xisch - zy - zy

a) Im Rahmen einer allergischen Reaktion vom Soforttyp (Typ I) treten die Symptome der .... (Jucken, Ödeme, Blutdruckabfall, Konstriktion der Bronchien) innerhalb von wenigen Minuten oder gar Sekunden auf.

b) Die allergische Reaktion vom Soforttyp wird vor allem durch Ausschüttung von .... aus den Mastzellen ausgelöst.

c) Substanzen, die giftig oder zerstörerisch auf Zellen wirken, sind ....

d) Allergische Reaktionen vom Typ II kommen häufig vor, nachdem der/die Betroffene ein neues Organ erhalten hat. Die Allergie richtet sich also gegen das ....

e) Verbindung aus Antigen und Antikörper: ....

f) Bei der allergischen Reaktion vom Typ III schädigen Immunkomplexe das Gewebe, nachdem sie .... aktiviert haben.

g) Immunbotenstoffe, die unter anderem die Teilung und Aktivität von Lymphozyten regulieren, sind ....

h) Die Nickelallergie gehört zu den Typ-IV- oder Spätreaktionen. Sie ist eine ....

Aufgabe 8
MKK Abb. 6.13
BAP Abb. 6.21

Infektionswege/Übertragungswege

Welche Übertragungswege für Infektionen kennen Sie?

a) Sch................infektion
b) Tr......................infektion
c) o............... Infektion
d) par................... Infektion
e) s..................... Infektion

Aufgabe 9
MKK 6.8.5

Infektionslehre

Aufgabe 10 — MKK 6.8.3

Eine Infektion durchläuft mehrere Stadien. Prüfen Sie die folgend genannten Stadien. Eines fehlt. Welches ist es?

a) Invasionsphase
b) Krankheitsausbruch
c) Überwindungsphase
d) ....

Infektionslehre/Virale Infektionen

Aufgabe 11 — MKK 6.10

Bitte ergänzen Sie den folgenden Text über virale Infektionen:

Häufiger noch als von Bakterien werden wir Menschen von V............... befallen. Diese kleinsten mikrobiologischen Erreger werden auch als „Sonderform des Lebens" bezeichnet, da sie nur aus E........................... und einer meist geometrisch geformten Vi...............lle bestehen und keinen eigenen Stoff................. haben. Um sich zu vermehren, müssen sie in eine W..........zelle eindringen und dort ihr Erbgut freisetzen. Das virale Erbgut wird in das Erbgut der Wirtszelle eingebaut, so dass die Wirtszelle gezwungen ist, tausendfach V..................tikel zu syn.............sieren und zu komplexen Viren zusammenzusetzen. Anschließend stirbt die Wirtszelle unter Freisetzung der neuen Viren ab, die weitere Zellen i.............zieren.

Erworbenes Immundefektsyndrom – AIDS

Aufgabe 12 — MKK 6.10.4 — BAP 6.5.2

Welche der folgenden Aussagen ist falsch?

a) Die Immunschwächekrankheit AIDS ist Folge einer Infektion mit dem Humanen Immundefizienz-Virus.

b) Da das Virus nur in Flüssigkeiten überleben kann, wird die Krankheit ausschließlich durch den Kontakt mit infizierten Körpersekreten weitergegeben.

c) Als Folge der Infektion werden die T-Helferzellen zerstört.

d) Über 80% der HIV-Infizierten versterben 6-24 Monate nach der Infektion.

e) Die meisten HIV-Infizierten sterben an opportunistischen Infektionen.

Muskeln, Knochen, Gelenke

Knochentypen und -formen

Die Knochen des Skeletts werden entsprechend ihrer Form und Funktion in Knochentypen eingeteilt. Bitte ordnen Sie den nachfolgend aufgeführten Knochentypen je ein Beispiel zu:

Aufgabe 1
MKK/BAP 7.1.2

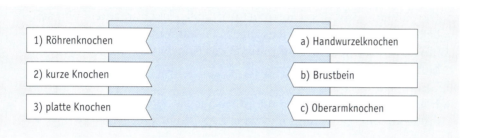

1) Röhrenknochen — a) Handwurzelknochen
2) kurze Knochen — b) Brustbein
3) platte Knochen — c) Oberarmknochen

Der Röhrenknochen

Bitte beschriften Sie die Abbildung mit Hilfe der folgenden Begriffe:

Aufgabe 2
MKK/BAP Abb. 7.1

a) Metaphyse
b) distale Epiphyse
c) proximale Epiphyse
d) Knochenmarkhöhle
e) Gelenkknorpel
f) Spongiosa
g) Kompakta

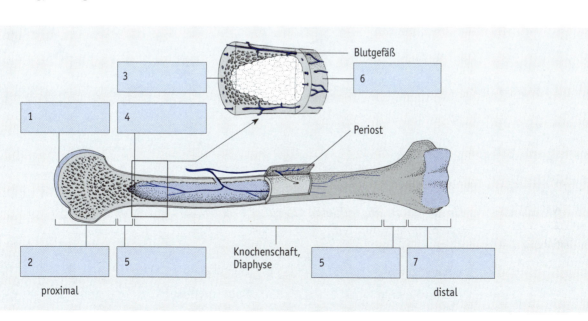

Knochenaufbau

Aufgabe 3
MKK/BAP 7.1.3

Welche Aussagen zum Aufbau des Knochens sind richtig?

a) Außerhalb der Gelenkflächen ist der Knochen von Knorpel umgeben.

b) Das Periost (Knochenhaut) enthält keine Nerven und ist nicht schmerzempfindlich.

c) Die Außenschicht des Knochens (Kortikalis) ist aus dichtem und sehr belastbarem Knochengewebe aufgebaut, während die zarten Knochenbälkchen der Spongiosa im Inneren des Knochens Platz lassen für das blutbildende Knochenmark.

d) Bei den Röhrenknochen ist die Kortikalis im Bereich der Diaphyse (Schaftanteil) relativ breit und wird dort „Kompakta" genannt.

e) Die Knochenbälkchen der Spongiosa sind genau in den Richtungen der Hauptbelastungsachsen des Knochens angeordnet.

Gipsverband

Aufgabe 4
MKK Abb. 7.10

Wo sind folgende Elemente des Gipsverbandes auf dem Bild?

a) Hautschutz
b) Krepppapier
c) Longuette
d) Watte
e) Gipsbinde

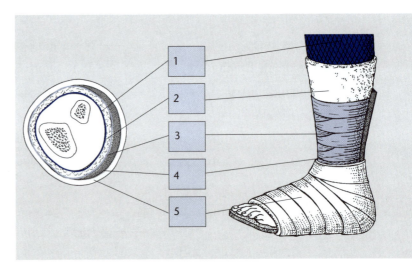

Gelenkformen

Aufgabe 5
MKK Abb. 7.14
BAP Abb. 7.7

Wie heißen die abgebildeten Gelenke? Wählen Sie die drei richtigen Bezeichnungen aus den folgenden aus:

a) Kugelgelenk
b) Eigelenk
c) Sattelgelenk
d) Scharniergelenk
e) Zapfengelenk

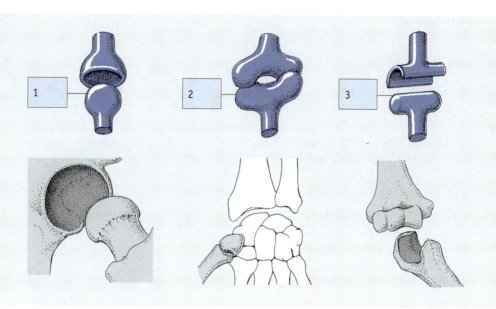

Gelenkformen

Ordnen Sie bitte die folgenden Körpergelenke den richtigen Typen zu:

Aufgabe 6
MKK/BAP 7.2.4

1) Radio-Ulnar-Gelenk
2) proximales Handgelenk
3) Schultergelenk
4) Zeigefingergelenk

a) Eigelenk
b) Zapfengelenk
c) Scharniergelenk
d) Kugelgelenk

Die Kontraktion des Skelettmuskels

Nutzen Sie ihr Wissen über Nervenleitung und Skelettmuskel, um den folgenden Text zu ergänzen:

Aufgabe 7
MKK/BAP 7.3.5

Im Gegensatz zu den anderen Muskelarten benötigt der Skelettmuskel einen Reiz von einer ....zelle (Moto.............n), um sich kontrahieren zu können. Die Erregungsübertragung von Motoneuron zur Muskelfaser findet an der mo..............schen E................tte statt; der Überträgerstoff ist das A...............cholin. Die Erregung bewirkt, dass Ak..............- und My....................mente unter Energieverbrauch ineinandergleiten und so den Muskel kont...............ren. Unmittelbar nach einem Nervenreiz befindet sich der Muskel in einer kurzen Schutzpause, der Ref................-periode, die eine Übererregung des Skelettmuskels vermeiden soll.

Die Muskulatur

Aufgabe 8
MKK/BAP
7.3.2–7.3.5

Silbenrätsel

a - a - bauch - bin - ce - cho - er - gi - glo - go - kel - lin - mo - mus - myo - neu - nist - ron - sprung - sten - syn - tyl - to - ur

a) Muskel, der eine bestimmte Bewegung ausführt (Spieler) ....

b) „Anfang" des Muskels (kranial bzw. proximal befestigter Teil) ....

c) fleischige mittlere Portion des Muskels ....

d) Muskeln, die sich gegenseitig unterstützen ....

e) Sauerstoffträger im Muskel ....

f) besonderer Typ einer Nervenzelle im Muskel ....

g) chemischer Überträgerstoff (Neurotransmitter) im Muskel ....

Unterschiedliche Muskelgewebe

Aufgabe 9
MKK/BAP 7.3

Bitte ordnen Sie die Muskelgewebe den zugehörigen Kontraktionsformen zu:

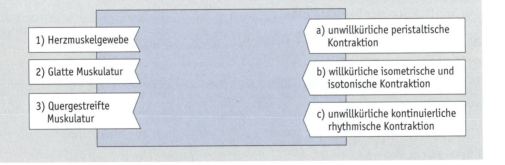

7 Muskeln, Knochen, Gelenke

Krankhafte Muskelkontraktionen

Bitte ordnen Sie zu:

1) Spasmus — a) plötzliche unwillkürliche Kontraktion einer großen Muskelgruppe

2) Tremor — b) ungewollte sichtbare kurze Zuckungen von Hautfaserbündeln unter der Haut

3) Faszikulieren — c) rhythmische ungewollte Kontraktionen entgegengesetzt wirkender Muskelgruppen

Aufgabe 10
MKK 7.3.7

Muskelatrophie

Bitte ergänzen Sie folgenden Text:

Als Muskelatrophie bezeichnet man das Sch........................ von Muskelmasse. Dies kann bei bettlägerigen Patienten auftreten oder bei Patienten mit einem Gipsverband. In diesen beiden Fällen ist die Ursache die Inak........................tät . Sie ist r.................ibel durch Muskeltraining. Irreversibel kann aber eine n.............gene Muskelatrophie sein.

Aufgabe 11
MKK 7.3.8

Osteoporose

Bitte ergänzen Sie den folgenden Text:

Bei alten oder längere Zeit bewegungseingeschränkten Menschen ist das .... zwischen Knochen..................... und -abbau zugunsten der Osteo.........sten gestört. Der Knochen verliert K.............m und wird brüchig; diesen Prozess nennt man Os..............se.

Aufgabe 12
MKK 7.4
BAP 7.1.3

Der Bewegungsapparat

Bewegungsmöglichkeiten der Extremitäten

Aufgabe 1
MKK Abb. 8.2 + 8.53
BAP 1.5 + Abb. 1.7

Bitte ordnen Sie die folgenden Begriffe den auf der Abbildung dargestellten Bewegungsmöglichkeiten zu, indem Sie die Lösungsbuchstaben in die Kästchen eintragen (Mehrfachnennungen sind möglich):

a) Retroversion
b) Anteversion
c) Abduktion
d) Flexion
e) Pronation
f) Supination
g) Adduktion
h) Extension

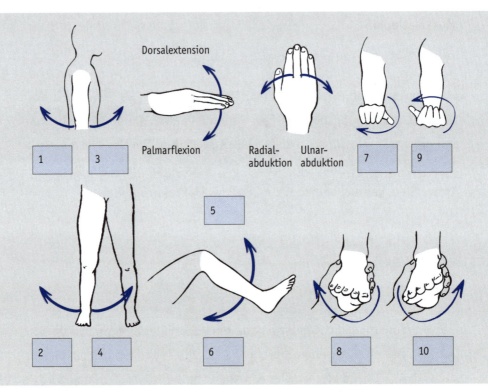

Die mimische Muskulatur

Aufgabe 2
MKK 8.2.7 +
Abb. 8.16
BAP 11.6 +
Abb. 11.12

Welcher Nerv „bewegt" die Gesichtsmuskeln?

a) Nervus (N.) maxillaris
b) N. trigeminus
c) N. oculomotorius
d) N. facialis
e) N. olfactorius

Die mimische Muskulatur und die Kaumuskulatur

Bitte ordnen Sie zu:

Aufgabe 3
MKK 8.2.7 + 8.2.8
BAP 8.2.4 – 8.2.5 +
Abb. 8.7 + 8.8

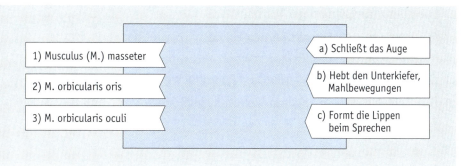

1) Musculus (M.) masseter
2) M. orbicularis oris
3) M. orbicularis oculi

a) Schließt das Auge
b) Hebt den Unterkiefer, Mahlbewegungen
c) Formt die Lippen beim Sprechen

Die Schädelnähte

Bitte beschriften Sie die Abbildung mit Hilfe folgender Begriffe:

Aufgabe 4
MKK Abb. 8.10
BAP Abb. 8.5

a) Stirnbein (re. u. li.)
c) Hinterhauptsbein
e) Lambdanaht
g) Stirnfontanelle

b) Scheitelbein (re. u. li.)
d) Kranznaht
f) Pfeilnaht
h) Hinterhauptsfontanelle

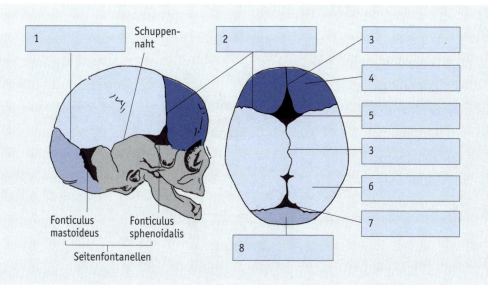

Die Halswirbelsäule

Aufgabe 5
MKK/BAP 8.3.1

Prüfen Sie die Aussagen. Welche ist falsch?

a) Die Halswirbelsäule hat 7 Wirbel.

b) Die besondere Konstruktion des 1. Halswirbels (Atlas) erlaubt die Drehbewegung des Kopfes.

c) Der 2. Halswirbel (Axis) erlaubt die Drehbewegung des Kopfes.

d) Der 7. Halswirbel springt am weitesten rückenwärts vor und lässt sich gut durch die Haut tasten.

Halsmuskulatur

Aufgabe 6
MKK/BAP 8.3.1

Welcher Muskel verbindet Kopf und Brust und ermöglicht Drehung und Vorbeugung des Kopfes?

a) M. scalenus anterior b) Platysma
c) M. sternocleidomastoideus d) M. longus colli

Der Kehlkopf

Aufgabe 7
MKK Abb. 8.14
BAP Abb. 17.6

Bitte beschriften Sie die Abbildung mit folgenden Begriffen:

a) Kehldeckel (Epiglottis)
b) Zungenbein
c) Schildknorpel
d) Ringknorpel
e) Stellknorpel
f) Luftröhre
g) Stimmbänder

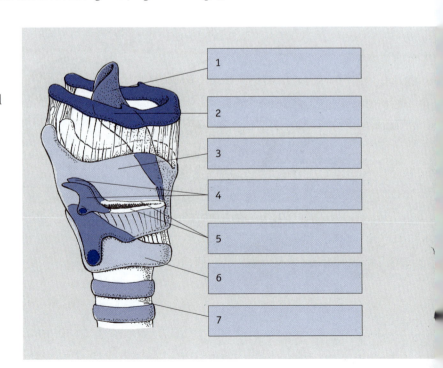

8 Der Bewegungsapparat

Die Wirbelsäule

Die Wirbelsäule hat 24 freie Wirbelkörper. Bitte teilen Sie den einzelnen Abschnitten der Wirbelsäule die richtige Anzahl Wirbel zu und ergänzen Sie den Text:

a) Halswirbelsäule (HWS): ....Wirbel
b) Brustwirbelsäule (BWS): ....Wirbel
c) Lendenwirbelsäule (LWS): ....Wirbel

Nach kaudal schließen sich noch einige verknöcherte bzw. verkümmerte Wirbel an. Das K..............bein wird von 5 S...............wirbeln gebildet, die zu einem kompakten Knochen verschmolzen sind. Etwa 4 verkümmerte St...........wirbel bilden das St...........bein.

Aufgabe 8
MKK/BAP 8.3.2

Aufbau der Wirbelsäule

Bitte benennen Sie die Abschnitte und Krümmungen der Wirbelsäule.

a) Kyphose (2mal)
b) Lordose (2mal)
c) HWS
d) BWS
e) LWS
f) Kreuzbein

Aufgabe 9
MKK Abb. 8.22
BAP Abb. 8.12

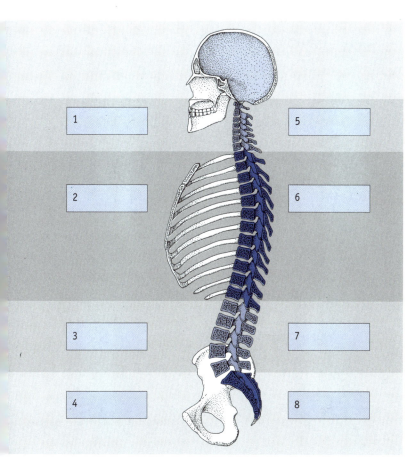

Der Bewegungsapparat

Aufbau eines Wirbelkörpers

Aufgabe 10
MKK/BAP 8.3.2

Bitte ordnen Sie zu:

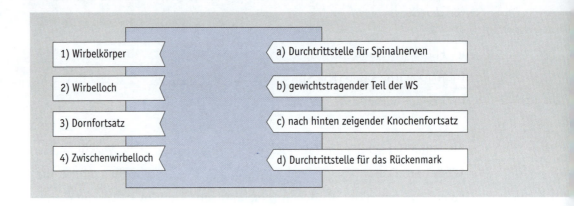

1) Wirbelkörper
2) Wirbelloch
3) Dornfortsatz
4) Zwischenwirbelloch

a) Durchtrittstelle für Spinalnerven
b) gewichtstragender Teil der WS
c) nach hinten zeigender Knochenfortsatz
d) Durchtrittstelle für das Rückenmark

Rückenschule

Aufgabe 11
MKK Abb. 8.31
BAP Abb. 8.13

Welche der beiden Haltungen ist die richtige beim Bücken und Heben (bitte ankreuzen)?

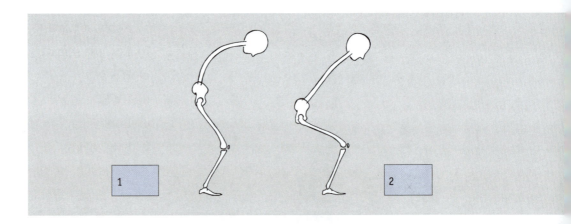

Das Zwerchfell

Aufgabe 12
MKK 8.3.7
BAP 8.3.6 +
Abb. 8.19

Welche wichtigen Organe oder Gefäße treten durch das Zwerchfell?

a) Aorta
b) Arteria femoralis
c) Vena cava superior
d) Speiseröhre
e) Vena cava inferior

Frontalansicht des Brustkorbs

Bitte kennzeichnen Sie die folgenden anatomischen Elemente:

a) Schlüsselbein (Clavicula)
b) Brustbein (Sternum)
c) Handgriff des Brustbeins (Manubrium sterni)
d) Rippen
e) Processus xiphoideus
f) Rippenbogen

Aufgabe 13
MKK Abb. 8.33
BAP Abb. 8.18

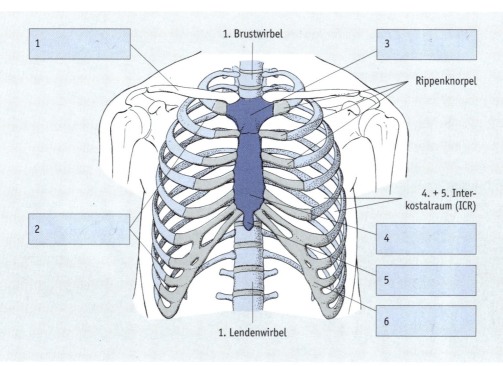

Bauchmuskulatur

Bitte ordnen Sie die Muskeln und ihre Eigenschaften einander zu:

Aufgabe 14
MKK 8.3.8
BAP 8.3.7

1) Musculus (M.) rectus abdominis (gerader Bauchmuskel)
2) M. transversus abdominis (querer Bauchmuskel)
3) M. obliquus externus
4) M. obliquus internus

a) Verlauf entspricht Armhaltung bei in den Hosentaschen steckenden Händen
b) oberflächlichster Bauchmuskel, Verlauf durch 3 Zwischensehnen unterbrochen (bei Sportlern gut sichtbar)
c) fächerförmiger Verlauf vom Darmbein zur Mitte
d) tiefste Schicht der Bauchwandmuskulatur

Schultergelenk

Aufgabe 15
MKK/BAP 8.5

Welcher der folgenden Knochen birgt die Gelenkpfanne für das Schultergelenk?

a) Schlüsselbein (Clavicula) b) Brustbein (Sternum)
c) Schulterblatt (Scapula) d) Humerus (Oberarmknochen)

Obere Extremitäten

Aufgabe 16
MKK Abb. 8.50
BAP Abb. 8.23

Bitte ergänzen Sie die fehlenden Beschriftungen der Abbildung:

a) Daumenwurzelgelenk b) Elle (Ulna)
c) Olecranon (Ellen-Haken-Fortsatz) d) Mittelhandknochen
e) Schlüsselbein (Clavicula) f) Humeruskopf
g) oberes Radioulnargelenk h) Speiche (Radius)

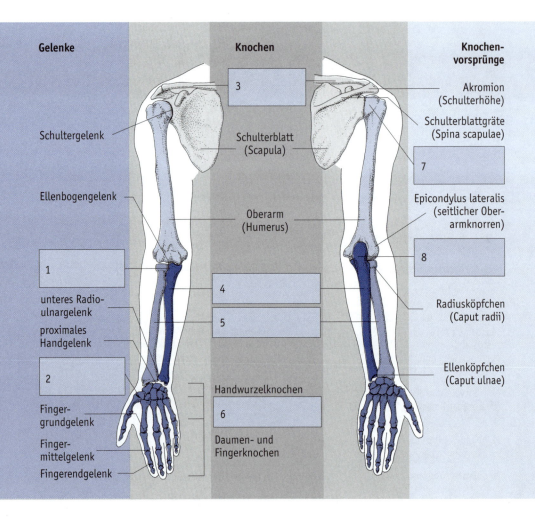

Der Unterarm

Welche Aussage ist falsch?

a) Die Elle weist an ihrem Ende einen großen hakenförmigen Fortsatz auf, der Olecranon genannt wird (= Ellenbogenspitze).

b) Elle und Speiche sind über zwei Gelenke (oberes und unteres Radioulnargelenk) beweglich miteinander verbunden.

c) Wenn man einen **Sup**penlöffel zum Essen in die Hand nimmt, führt man eine **Sup**inationsbewegung durch.

d) Alle Muskeln, die das Handgelenk bewegen, haben ihren Ursprung am Unterarm.

e) Die Speiche liegt auf der Seite des Daumens, also lateral der Elle.

Aufgabe 17
MKK/BAP 8.6.2

Handskelett und Muskulatur der Hohlhand

Bitte benennen Sie die unbenannten Strukturen auf der Darstellung:

a) Mittelhandknochen b) Fingerendgelenk
c) Erbsenbein d) Kahnbein
e) Mondbein f) Retinaculum flexorum
g) Karpaltunnel h) Elle (Ulna)

Aufgabe 18
MKK Abb. 8.56
BAP Abb. 8.32 + 8.35

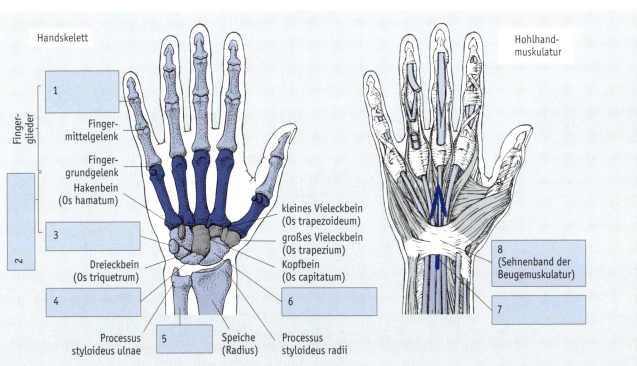

Aufgabe 19
MKK Abb. 8.61
BAP Abb. 8.37

Das Becken

Bitte beschriften Sie die Abbildung:

a) Darmbeinschaufel
b) Sitzbein (Os ischii)
c) Hüftloch (Foramen obturatum)
d) Schambein (Os pubis)
e) Hüftgelenksfläche
f) Hüftgelenkspfanne (Acetabulum)

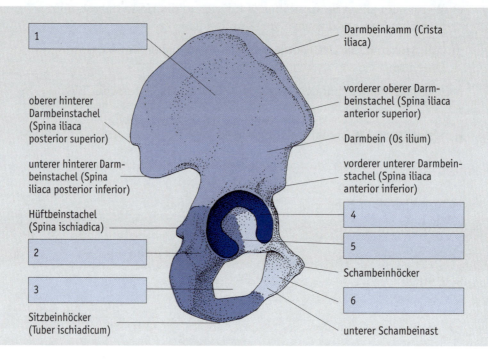

Aufgabe 20
MKK/BAP 8.7.1

Das Becken

Welche Aussage zum Becken ist falsch?

a) Das Becken wird von drei Knochen gebildet, die über die knorpelige Symphyse und die beiden Sakroiliakalgelenke ringförmig zusammengefügt sind.

b) Das Darmbein ist eine gut zugängliche Stelle zur Knochenmarkpunktion.

c) Bei der angeborenen Hüftdysplasie kommt es oft schon im Säuglingsalter zur Auskugelung des Hüftgelenks, weil die Hüftgelenkspfanne zu steil und nicht tief genug geformt ist; aufgrund der Fehlstellung des Hüftkopfes kann es frühzeitig zu Gelenkverschleiß kommen.

d) Die erheblichen Unterschiede zwischen männlichem und weiblichem Becken können bisher biologisch nicht erklärt werden.

e) Der nach unten offene Beckenausgang wird von einer Platte aus Muskeln und Bändern abgeschlossen, dem Beckenboden.

Beuger und Strecker im Hüftgelenk

Welche Muskeln sind Beuger oder Strecker im Hüftgelenk?

Aufgabe 21
MKK/BAP 8.7.3

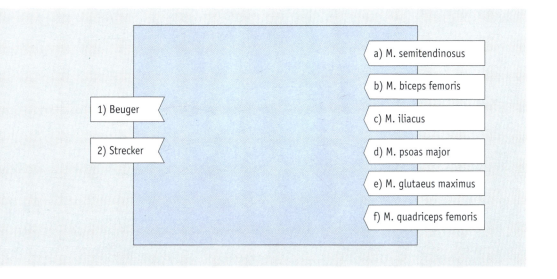

1) Beuger
2) Strecker

a) M. semitendinosus
b) M. biceps femoris
c) M. iliacus
d) M. psoas major
e) M. glutaeus maximus
f) M. quadriceps femoris

Das Kniegelenk

Welche der folgenden Aussagen stimmt nicht?

Aufgabe 22
MKK/BAP 8.8.2

a) Der proximale Anteil des Kniegelenks besteht aus dem Trochanter major.

b) Der distale Anteil des Kniegelenks besteht aus den beiden Kondylen der Tibia und dem Fibiaköpfchen.

c) Die durch die Haut tastbare Kniescheibe (Patella) bildet den ventralen Anteil des Kniegelenks.

d) Der Gelenkspalt wird unter anderem durch die Menisken (Innen- und Außenmeniskus) abgepolstert.

Oberschenkelknochen

Aufgabe 23
MKK Abb. 8.75
BAP Abb. 8.46

Die Abbildung zeigt den rechten Oberschenkelknochen. Bitte benennen Sie die Strukturen:

a) Epicondylus lateralis
b) Trochanter major
c) Kniegelenkfläche
d) Schenkelhals

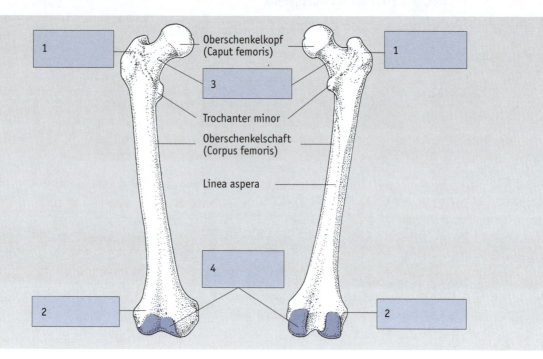

Die Sprunggelenke

Aufgabe 24
MKK/BAP 8.8.4

Bitte ordnen Sie zu:

1) oberes Sprunggelenk
2) unteres Sprunggelenk

a) wird gebildet vom Sprungbein, Fersenbein und Kahnbein
b) hebt und senkt den Fuß
c) proniert und supiniert den Fuß
d) wird gebildet von Sprungbein, Schien- und Wadenbein
e) hohe Verletzungsrate des Bandapparates

Das Knochengerüst des Fußes

Bitte setzen Sie die folgenden Bezeichnungen (bzw. Lösungsbuchstaben) an die richtigen Stellen in der Abbildung:

a) Calcaneus (Fersenbein)   b) Talus (Sprungbein)
c) 1. Mittelfußknochen   d) Großzehengrundglied
e) Großzehenendglied

Aufgabe 25
MKK Abb. 8.90
BAP Abb. 8.52

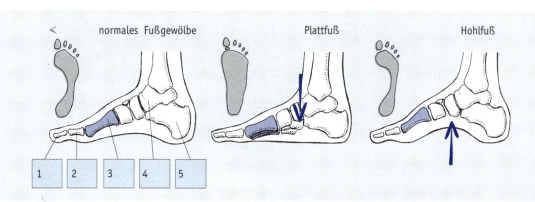

Fehlstellungen des Fußes

Bitte ordnen Sie die Beschreibungen den Fußfehlstellungen zu:

Aufgabe 26
MKK/BAP 8.8.4

1) Plattfuß
2) Hohlfuß

a) schwacher Bandapparat/hohe Belastung
b) Steilstellung von Mittelfußknochen oder Felsenbein
c) Störung des Muskelgleichgewichts im Fußgewölbe
d) oft in Kombination mit Knickfuß, wobei das Sprungbein über das Felsenbein nach medial abrutscht

Die Haut

Funktionen der Haut

Der Haut kommen einige wichtige Aufgaben zu. Um welche handelt es sich maßgeblich? Bitte ergänzen Sie den folgenden Text:

Die Haut sch............... den Körper vor schädlichen Umwelteinflüssen. Wie Augen und Ohren ist die Haut ein wesentliches Sinnesorgan. Sie stellt mit Hilfe von ....körperchen eine Verbindung mit der Außenwelt her. Auch hat die Haut Regulatorfunktion. Sie trägt zur Konstanthaltung der Körpert...................... bei. Dies geschieht durch Abgabe von Flüssigkeit z.B. in Form von .... durch die Poren oder durch Verengung bzw. Erweiterung von Hautg.................... .

Injektionsformen

Die Haut ist Applikationsort oder Durchtrittspforte für Injektionen. Benennen Sie die dargestellten Injektionsarten:

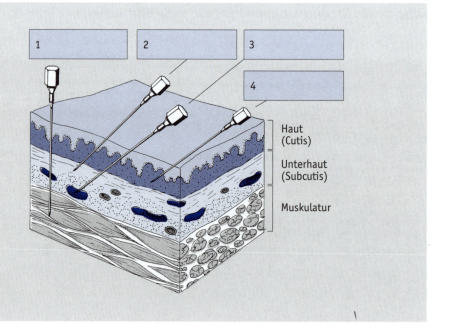

9 Die Haut

Hautschichten und deren Eigenschaften

Bitte ordnen Sie die Begriffe sinnvoll zu. Einer der Begriffe aus der ersten Spalte erhält zwei Zuordnungen:

Aufgabe 3
MKK/BAP 9.2.1

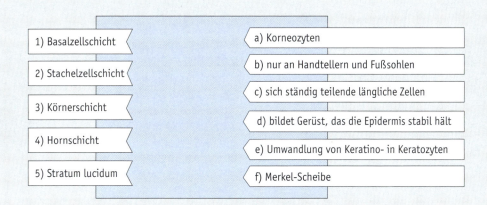

1) Basalzellschicht
2) Stachelzellschicht
3) Körnerschicht
4) Hornschicht
5) Stratum lucidum

a) Korneozyten
b) nur an Handtellern und Fußsohlen
c) sich ständig teilende längliche Zellen
d) bildet Gerüst, das die Epidermis stabil hält
e) Umwandlung von Keratino- in Keratozyten
f) Merkel-Scheibe

Hautanhangsgebilde

Die Graphik zeigt einen Schnitt durch die Haut mitsamt ihren Anhangsgebilden. Bitte ergänzen Sie die Bezeichnungen der einzelnen Strukturen:

Aufgabe 4
MKK Abb. 9.6
BAP Abb. 9.2

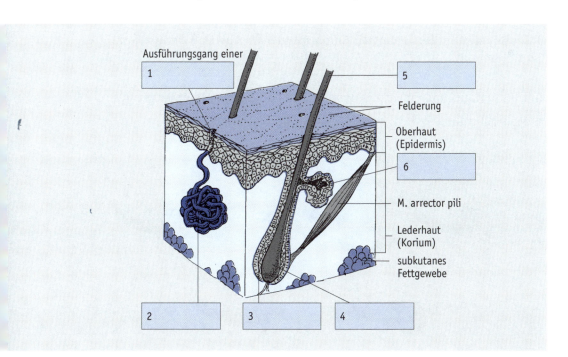

Aufgabe 5
MKK 9.5
BAP 9.1 + 9.4.2

Verschiedene Hauterkrankungen

Ordnen Sie den genannten Hauterkrankungen jeweils 2 Eigenschaften oder Begriffe zu:

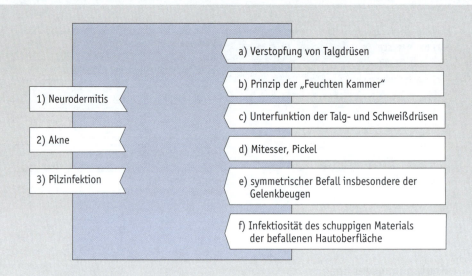

Aufgabe 6
MKK Abb. 9.10

Hautveränderungen

Ordnen Sie den im Bild gezeigten Effloreszenzen die richtigen Bezeichnungen zu:

a) Ulkus (Haut- und Gewebeverlust)   b) Rhagade (Hauteinriss)
c) Pustel (Pustula)   d) Blase (Bulla)
e) Kruste

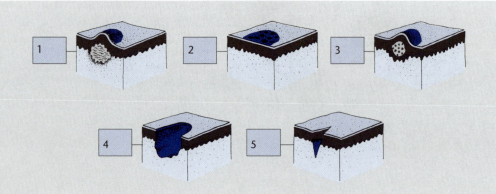

9 Die Haut

Dekubitus

Markieren Sie die durch Dekubitus gefährdeten Regionen des Körpers auf der Abbildung mit Kreisen. Bedenken Sie dabei, dass vor allem die typischen Druckstellen im Liegen betroffen sind!

Schreiben Sie die Bezeichnung der Region daneben.

Wie kann man Dekubitus am sinnvollsten vorbeugen?

Aufgabe 7
MKK Abb. 9.18
BAP Abb. 9.4

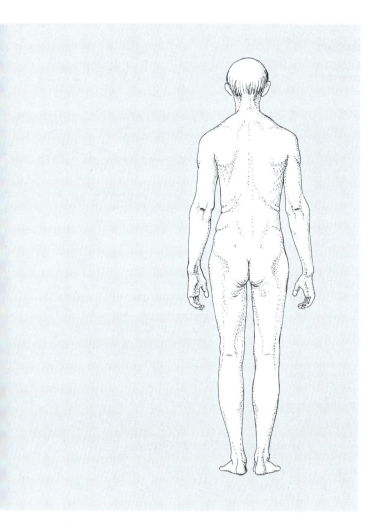

Malignes Melanom

Bitte ergänzen Sie den folgenden Text:

In der Basal- und Stachelzellschicht findet man die M................. . Sie produzieren ein Pigment, das M............, das der Haut seine Farbe gibt und die tieferen Hautschichten vor schädlichem UV-Licht schützt. Bei übermäßiger S............bestrahlung können die Melanozyten allerdings selbst Schaden nehmen und sich in T.................len verwandeln. Es kann dann ein m............ M................ entstehen, ein bösartiger Hauttumor, der außer in Frühstadien kaum erfolgreich behandelt werden kann.

Aufgabe 8
MKK/BAP 9.2.1

Das Nervengewebe

Aufgabe 1
MKK/BAP 10.1

Zentrales und peripheres Nervensystem

Bitte ordnen Sie die Begriffe einander zu:

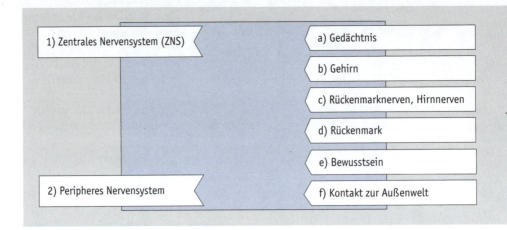

1) Zentrales Nervensystem (ZNS)
2) Peripheres Nervensystem

a) Gedächtnis
b) Gehirn
c) Rückenmarknerven, Hirnnerven
d) Rückenmark
e) Bewusstsein
f) Kontakt zur Außenwelt

Aufgabe 2
MKK/BAP
Abb. 10.3

Willkürliches und vegetatives Nervensystem

Bitte tragen Sie die richtigen Bezeichnungen ein:

a) willkürliches Nervensystem
b) vegetatives Nervensystem
c) vorwiegend bewusste Steuerung
d) vorwiegend unbewusste Steuerung

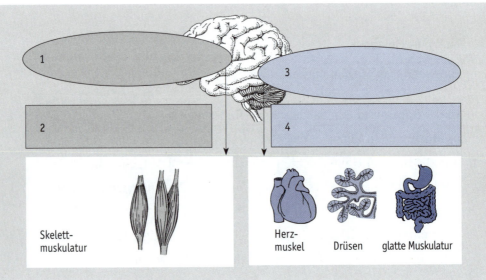

10 Das Nervengewebe

Aufbau einer Nervenzelle

Bitte setzen Sie die folgenden Begriffe an die richtige Stelle:

a) Axonhügel
b) Markscheide
c) Zellkörper
d) Axon
e) Zellkern
f) präsynaptische Endknöpfe
g) Dendriten

Aufgabe 3
MKK/BAP
Abb. 10.5

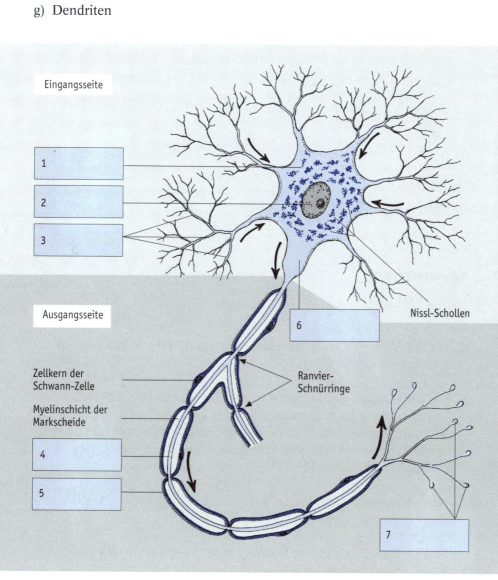

Die Funktion des Neurons

Aufgabe 4
MKK/BAP 10.3

Bitte vervollständigen Sie die nachfolgenden Aussagen:

a) An der Membran einer nicht erregten Nervenzelle besteht eine elektrische Spannung, das R........p...............l (Innenseite negativ, Außenseite positiv).

b) Durch D........l..........tion kann das Membranpotential einen kritischen Wert erreichen, der nach dem Alles-oder-Nichts-Prinzip ein Aktionspotential auslöst; während des Aktionspotentials kehren sich die Ladungsverhältnisse um.

c) Das A.............potential breitet sich entlang des Axons bis zu den Synapsen aus.

d) Das Ruhepotential wird durch die Re...............tion wiederhergestellt.

e) Während und unmittelbar nach einem Aktionspotential ist ein Neuron nicht erregbar, also r.........tär.

Neurotransmitter

Aufgabe 5
MKK 10.4.3 – 10.4.5
BAP 10.4.1 – 10.4.3

Welche Aussage ist falsch?

a) Die am Axon elektrisch fortgeleitete Erregung wird an der Synapse chemisch übertragen.

b) Die Erregung über die Synapsen kann sich nur in *eine* Richtung ausbreiten, da nur das präsynaptische Axon synaptische Bläschen mit Neurotransmittern und nur die postsynaptische Membran die entsprechenden Rezeptoren besitzt; eine Umkehrung der Erregung ist also technisch nicht möglich.

c) Neurotransmitter wirken entweder erregend oder hemmend auf die postsynaptische Membran.

d) Neurotransmitter und ihre Rezeptoren werden von Drogen oder Medikamenten nicht beeinflusst.

Das Nervengewebe

Zusammenarbeit von Neuronen und Synapsen

Bitte setzen Sie folgende Begriffe an die richtige Stelle:

a) präsynaptische Membran
b) Rezeptor
c) Neurotransmitter
d) synaptischer Spalt
e) postsynaptische Membran

Aufgabe 6
MKK Abb. 10.15
BAP Abb. 10.10

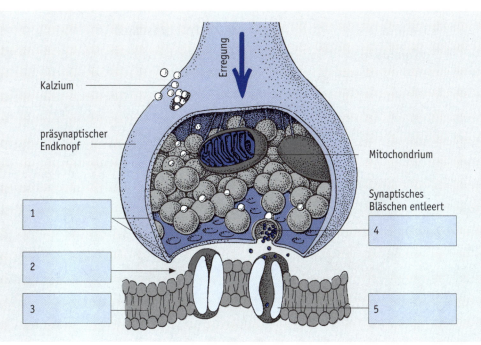

Diagnostische Methoden bei Erkrankungen des Nervengewebes

Bitte ergänzen Sie:

Die Aktivität des Gehirns (Encephalon) wird mit Hilfe der Elektro-.................graphie (EEG) gemessen. Die Nervenleitgeschwindigkeit kann mit der Elektro............graphie (ENG) bestimmt werden. Bei Verdacht auf einen Tumor im Kopfinneren (Kopf = Cranium) kann dieser durch die Cr......ale C......p...t............graphie oder die K......sp.....t........graphie (KST, NMR) lokalisiert werden. Mit den Erkrankungen des Nervensystems befasst sich die N.........logie, mit den Störungen des Gemütszustandes beschäftigt sich die Psy..........rie.

Aufgabe 7
MKK 10.8
BAP 10.5

Das Nervensystem

Lage der Hirnstrukturen

Bitte beschriften Sie die Abbildung:

Aufgabe 1
MKK Abb. 11.5
BAP Abb. 11.4

a) Stirnlappen
b) Vordere Zentralwindung
c) Hintere Zentralwindung
d) Hinterhauptslappen
e) Kleinhirn
f) Hirnstamm
g) Schläfenlappen

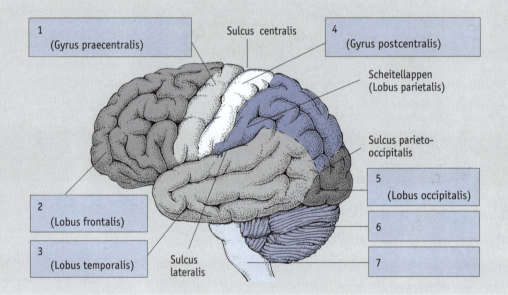

Der Aufbau des Großhirns

Welche Strukturen gehören nicht zur weißen Substanz des Großhirns?

Aufgabe 2
MKK 11.3
BAP 11.3.1

a) Assoziationsbahnen
b) Basalganglien
c) Balken
d) Thalamus
e) Pyramidenbahn (Projektionsbahn)

Das Nervensystem

Hirnstrukturen

Bitte ordnen Sie zu:

1) Großhirn
2) Kleinhirn
3) Hirnstamm
4) Zwischenhirn

a) Besonders wichtig für die motorische Feinsteuerung des Körpers

b) Hier sind die Bahnsysteme für Regelkreise, wie das Herz/Kreislaufzentrum, das Atemzentrum sowie verschiedene Reflexzentren

c) Oberstes Hirnzentrum; Entstehungsort bewusster Empfindungen und Handlungsabläufe sowie des Gedächtnisses

d) Schaltstelle zwischen Großhirn und Hirnstamm, Informationsfilter, Steuerung zahlreicher Körperfunktionen

Aufgabe 3
MKK 11.4 – 11.9
BAP 11.3 – 11.5

Rindenfelder

Bitte ordnen Sie die nachfolgend genannten Rindenfelder ihrer Lokalisation auf der Hirnrinde zu:

a) Sehzentrum
b) Hörzentrum
c) primär motorisches Rindenfeld
d) primär sensorisches Rindenfeld

Aufgabe 4
MKK Abb. 11.5 + 11.7
BAP Abb. 11.5

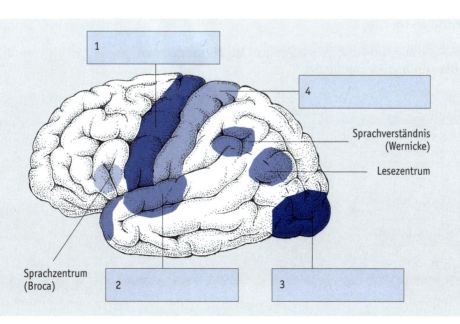

Zwischenhirn, Hirnstamm und Formatio reticularis

Aufgabe 5
MKK 11.6 – 11.7
BAP 11.4 – 11.5

Bitte lösen Sie folgendes Silbenrätsel:

an - drü - for - hangs - hirn - hor - hy - la - la - ma - mo - mus - mus - ne - po - se - tha - tha - tio

a) Der .... ist dem vegetativen Nervensystem übergeordnet und koordiniert wichtige Körperfunktionen wie Wärmeregulation, Wasserhaushalt, Kreislauffunktionen, Nahrungs- und Flüssigkeitsaufnahme usw.

b) Die .... (Hypophyse) steht über den Hypophysenstiel mit dem Hypothalamus in Verbindung; der Hypophysenvorderlappen ist die wichtigste übergeordnete Hormondrüse des Körpers.

c) In den Kerngebieten des Hypothalamus werden wichtige .... gebildet, die entweder über Nerven in den Hypophysenhinterlappen oder auf dem Blutweg in den Hypophysenvorderlappen transportiert werden.

d) Damit die Großhirnrinde nicht von Signalen aus Körper und Umwelt überflutet wird, filtert der .... die ankommenden Informationen und lässt nur die wirklich wichtigen Signale passieren.

e) Die .... reticularis, die sich vom Mittelhirn bis in das verlängerte Mark erstreckt, spielt bei der Steuerung der Bewusstseinslage und des Schlaf-Wach-Rhythmus eine entscheidende Rolle.

Hirnnerven

Aufgabe 6
MKK 11.8
BAP 11.6

*Welche Funktionen haben die folgenden Hirnnerven?
Bitte ordnen Sie richtig zu:*

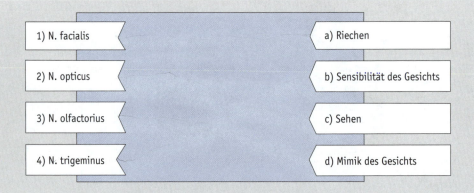

1) N. facialis
2) N. opticus
3) N. olfactorius
4) N. trigeminus

a) Riechen
b) Sensibilität des Gesichts
c) Sehen
d) Mimik des Gesichts

Reflexe

Aufgabe 7 — MKK Abb. 11.26, BAP Abb. 11.17

1) *Welcher Reflextyp wird auf der Abbildung dargestellt?*

   a) Fremdreflex   b) Eigenreflex   c) Viszeraler Reflex

2) *Können Sie die fehlenden Angaben zwischen dem Schmerzrezeptor in der Haut und dem Rückenmark bzw. zwischen Rückenmark und Armmuskulatur ergänzen?*

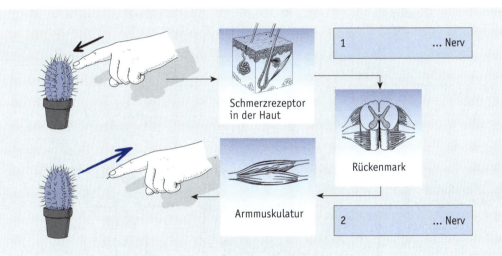

Das Kleinhirn

Aufgabe 8 — MKK 11.9

Welche Aussage trifft nicht zu?

a) Das Kleinhirn besteht aus zwei Hemisphären und einem wurmförmigen Mittelteil.

b) Das Kleinhirn ist über drei paarige Kleinhirnstiele mit Großhirn und Gleichgewichtsorgan, Mittelhirn und verlängertem Mark verbunden, nicht jedoch unmittelbar mit dem Rückenmark.

c) Die Hauptaufgabe des Kleinhirns ist die Koordination der Motorik, d.h. Feinabstimmung von Bewegungen unter Aufrechterhaltung des Gleichgewichts.

d) Funktionsausfälle des Kleinhirns äußern sich in Gangunsicherheit, Muskelzittern bei zielgerichteten Bewegungen und Ungeschicklichkeit aufgrund überschießender Bewegungen.

e) Der Aufbau des Kleinhirns lässt keine Differenzierung erkennen.

Rückenmark und Reflexe

Aufgabe 9
MKK 11.10–11.11
BAP 11.8–11.9

Bitte überprüfen Sie Ihre Kenntnisse über Rückenmark und Reflexe in folgendem Kreuzworträtsel:

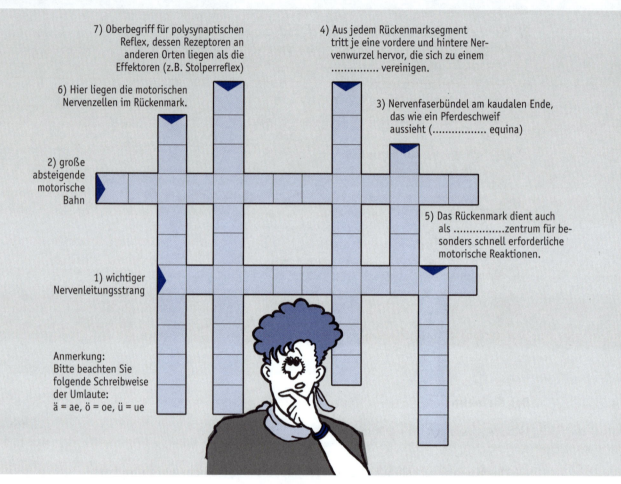

7) Oberbegriff für polysynaptischen Reflex, dessen Rezeptoren an anderen Orten liegen als die Effektoren (z.B. Stolperreflex)

4) Aus jedem Rückenmarksegment tritt je eine vordere und hintere Nervenwurzel hervor, die sich zu einem .... vereinigen.

6) Hier liegen die motorischen Nervenzellen im Rückenmark.

3) Nervenfaserbündel am kaudalen Ende, das wie ein Pferdeschweif aussieht (................ equina)

2) große absteigende motorische Bahn

5) Das Rückenmark dient auch als ....zentrum für besonders schnell erforderliche motorische Reaktionen.

1) wichtiger Nervenleitungsstrang

Anmerkung: Bitte beachten Sie folgende Schreibweise der Umlaute: ä = ae, ö = oe, ü = ue

Das Rückenmark

Aufgabe 10
MKK Abb. 11.40
BAP 11.8

Das Rückenmark reicht nach kaudal bis in Höhe von L...... .

Bei vielen Erkrankungen des ZNS ist es wichtig, Liquor zu untersuchen, der durch eine Lumbalpunktion entnommen wird. In welcher Höhe wird die Lumbalpunktion durchgeführt? Bedenken Sie, dass die Verletzungsgefahr des Rückenmarks gering sein muss:

a) Th_{12}/L_1 b) L_1/L_2 c) L_2/L_3
d) L_3/L_4 e) L_5/S_1

Das vegetative Nervensystem

Die Organfunktionen des Körpers werden vom vegetativen Nervensystem automatisch und ohne Beeinflussung durch den Willen gesteuert. Dies geschieht durch das Zusammenspiel von Sympathikus (S) und Parasympathikus (P). Bitte ordnen Sie den im folgenden genannten Begriffen je nach dominanter Beeinflussung durch Sympathikus oder Parasympathikus ein S oder P zu:

a) Reaktion auf Stressreize ....

b) Verdauung ....

c) Verminderung der Sekretion aus dem Verdauungsdrüsen ....

d) Zunahme der Pulsrate ....

e) Verengung der Bronchien ....

f) Verengung der Pupille (Miosis) ....

Aufgabe 11
MKK 11.12
BAP 11.11

Das periphere Nervensystem

Bitte ordnen Sie die peripheren Nerven den Spinalnervenplexus zu, aus denen sie entspringen:

Aufgabe 12
MKK 11.14.2
BAP 11.10

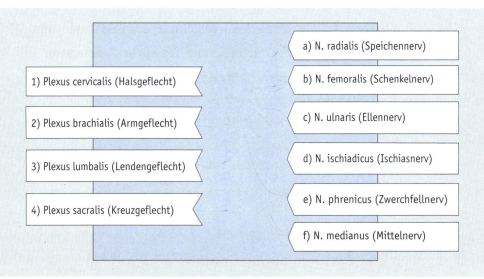

1) Plexus cervicalis (Halsgeflecht)
2) Plexus brachialis (Armgeflecht)
3) Plexus lumbalis (Lendengeflecht)
4) Plexus sacralis (Kreuzgeflecht)

a) N. radialis (Speichennerv)
b) N. femoralis (Schenkelnerv)
c) N. ulnaris (Ellennerv)
d) N. ischiadicus (Ischiasnerv)
e) N. phrenicus (Zwerchfellnerv)
f) N. medianus (Mittelnerv)

Aufgabe 13 — MKK 11.14.2

Lähmungen der Handnerven

Ordnen Sie den drei genannten Nerven die zugehörigen Lähmungsformen zu:

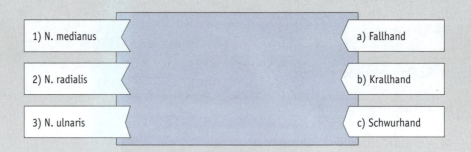

Aufgabe 14 — MKK 11.13 / BAP 11.12

Zentrale Lähmungen mit peripherem Anteil

Es kommen unterschiedliche Lähmungsformen vor. Bitte ergänzen Sie:

Die zentrale Form ist häufig eine sp............... Lähmung. Sie kann Folge eines Hirn................es sein. Wird bei einem Unfall das Rückenmark unterbrochen, so entsteht eine Q........................ung. Unterhalb der Durchtrennung sämtlicher Bahnen und Nerven fällt dabei die s...............le Empfindung, aber auch die Fähigkeit zur willkürlichen Bewegung aus. Ist das Rückenmark auf höherer Ebene als der von Halswirbel 6 (C6) betroffen, so sind beide Arme und beide Beine gelähmt. Diesen Zustand nennt man T..........pl....ie. Nach einer Unterbrechung des Rückenmarks unterhalb von Brustwirbel 1 (Th1) bleiben die Arme verschont, die Beine aber sind gelähmt. Es handelt sich um eine P.........legie.

Aufgabe 15 — MKK 11.13

Querschnittsgelähmte

Welchen typischen Gefahren gilt es bei Querschnittsgelähmten pflegerisch entgegenzuwirken?

a) Chronischer Harnwegsinfekt b) Lungenentzündung
c) Dekubitus d) Gedächtnisstörungen
e) Versteifung von Gelenken

11 Das Nervensystem

Der Schlaganfall

Ein Schlaganfall kann ältere Menschen plötzlich zu pflegeintensiven Patienten machen. Wichtige Begriffe dazu im Silbenrätsel:

a - bo - em - fuß - he - hirn - kon - lie - mi - pa - plex - po - re - ren - se - spitz - trak - tu

a) Medizinisches Fremdwort für Schlaganfall ....

b) Verschleppung von Blutgerinnseln in die Gehirngefäße ....

c) Einseitige Lähmung nach Schlaganfall ....

d) Funktions- und Bewegungseinschränkung ....

e) Fußstellung nach Schlaganfall, bei der die Fußspitze beim Gehen den Boden berührt ....

Aufgabe 16
MKK 11.15.8
BAP 11.13.7

Die Pflege der Schlaganfallpatienten

Was sollte bei der Pflege der Schlaganfallpatienten beachtet werden (mehrere Aussagen sind richtig)?

a) Der Patient hat häufig psychische Probleme, da er mit seiner plötzlich auftretenden Lähmung nicht umgehen kann. Viele ertragen die Hilflosigkeit nur schwer. Dies kann sich sowohl als Depression und Antriebsarmut äußern als auch in aggressivem Verhalten gegenüber den betreuenden Pflegenden.

b) Da der Patient seine kranke Körperhälfte „vergisst", soll sie ihm durch pflegerische Tätigkeit bewusst gemacht werden; d.h. der Patient wird möglichst von der gelähmten Seite her angesprochen und gepflegt.

c) Der Patient ist aufgrund seiner Lähmung psychisch sehr angeschlagen; deshalb sollte man die betroffene Seite nicht auch noch unnötig bevorzugen.

d) Es kommt häufig zu Verletzungen durch Sturz, da die Patienten ihre Lähmung vergessen und aufstehen, obwohl sie nicht stehen können.

e) Richtige Lagerung, häufiges Umlagern und Durchbewegen der Extremitäten sind unerlässlich, um Kontrakturen vorzubeugen.

Aufgabe 17
MKK 11.15.8
BAP 11.13.7

Sensibilität und Sinnesorgane

Sinnesrezeptoren

Aufgabe 1
MKK/BAP 12.1

Welcher Rezeptortyp vermittelt keine Sinnesqualitäten zum ZNS?

a) Mechanorezeptor b) Hormonrezeptor
c) Photorezeptor d) Chemorezeptor
e) Thermorezeptor

Der Schmerz

Aufgabe 2
MKK/BAP 12.3.2

*Schmerz ist nicht gleich Schmerz. Es gibt verschiedene Schmerztypen.
Bitte ordnen Sie zu:*

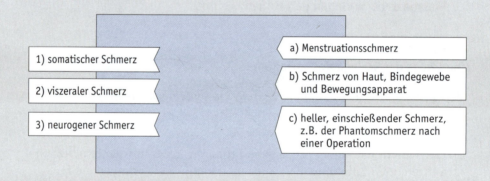

1) somatischer Schmerz
2) viszeraler Schmerz
3) neurogener Schmerz

a) Menstruationsschmerz
b) Schmerz von Haut, Bindegewebe und Bewegungsapparat
c) heller, einschießender Schmerz, z.B. der Phantomschmerz nach einer Operation

Die Schmerzempfindung

Aufgabe 3
MKK/BAP 12.3

Bitte ergänzen Sie den Text:

Die für das Überleben wichtigste Sinnesfunktion ist die Sch........zempfindung. Die Sch........zrez...........ren weisen uns innerhalb von Bruchteilen von Sekunden auf Gefahren hin, die schwere Körpersch............. anrichten oder den Tod bedeuten können, damit wir uns möglichst schnell von dieser Gefahrenquelle entf............. . Die Schmerzw...........n.........ung ist jedoch nicht immer gleich. Bereits auf R.............m.........ebene, aber auch vom Gehirn aus werden die Schmerzreize moduliert. Die Schmerzweiterleitung kann durch verschiedene körpereigene Substanzen wie E.............ine und Se............nin gehemmt werden.

12 Sensibilität und Sinnesorgane

Die Schutzeinrichtungen des Auges

Welche Teile des Auges gehören zu den Schutzeinrichtungen?

a) Wimpern
b) Augenlider
c) Pupille
d) Papille
e) Augenbrauen
f) Bindehaut
g) Tränendrüsen
h) Iris

Aufgabe 4
MKK 12.6.11
BAP 12.6.6

Auge und Sehsinn

Kreuzworträtsel zum Sehorgan:

Aufgabe 5
MKK/BAP 12.6

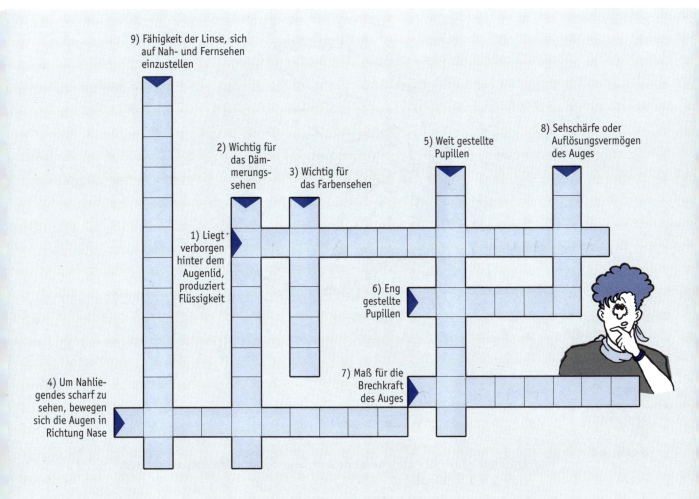

1) Liegt verborgen hinter dem Augenlid, produziert Flüssigkeit
2) Wichtig für das Dämmerungssehen
3) Wichtig für das Farbensehen
4) Um Nahliegendes scharf zu sehen, bewegen sich die Augen in Richtung Nase
5) Weit gestellte Pupillen
6) Eng gestellte Pupillen
7) Maß für die Brechkraft des Auges
8) Sehschärfe oder Auflösungsvermögen des Auges
9) Fähigkeit der Linse, sich auf Nah- und Fernsehen einzustellen

Das Auge

Aufgabe 6
MKK Abb. 12.12
BAP Abb. 12.7

Bitte benennen Sie die Strukturen auf der Abbildung, die einen Querschnitt durch den Augapfel zeigt. Folgende Benennungen sollen richtig verteilt werden:

a) Hornhaut (Cornea)
b) Regenbogenhaut (Iris)
c) Netzhaut (Retina)
d) Lederhaut (Sklera)
e) Linse
f) Aderhaut (Chorioidea)
g) Glaskörper
h) Sehnervenpapille (blinder Fleck)
i) Bindehaut (Conjunctiva)

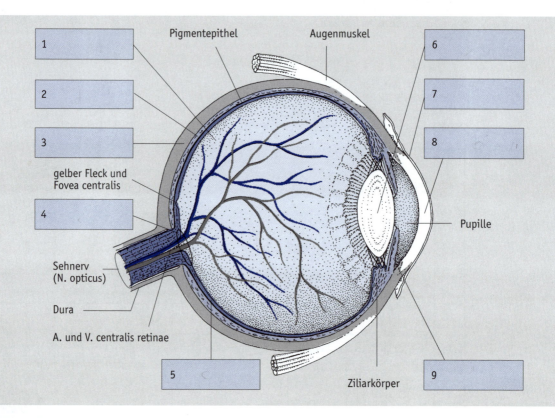

Sehfehler

Aufgabe 7
MKK 12.6.7
BAP 12.6.4

Welche der folgenden Aussagen sind falsch?

a) Durch die im Alter zunehmende Eigenelastizität der Linse vergrößert sich ihre Brechkraft.
b) Bei Kurzsichtigkeit ist der Augapfel meist zu lang.
c) Bei Weitsichtigkeit ist der Augapfel meist zu kurz.
d) Sehfehler sind prinzipiell durch eine gestörte Linsenfunktion bedingt.

Aufbau der Netzhaut

Bitte ergänzen Sie den Text:

Es gibt zwei Typen von Ph...........rezeptoren: die Z................ für das Farbsehen und die St................ für das Dämmerungssehen. Am Ort des schärfsten Sehens, der F........... c..............., befinden sich besonders viele Za..........n. Im Austrittsbereich der Sehnerven, auch P...........le oder bl........... Fl.......... genannt, findet man keine Photorezeptoren.

Aufgabe 8
MKK 12.6.3
BAP 12.6.2

Der Geruchssinn

Welche Strukturen sind unmittelbar am „Riechen" beteiligt (mehrere Antworten sind richtig)?

a) N. vagus
b) N. olfactorius
c) Riechhärchen
d) Riechkolben
e) Riechknospe

Aufgabe 9
MKK/BAP 12.5

Geschmackssinn

Für welche 4 Geschmacksqualitäten besitzt die Zunge Rezeptoren?

a) salzig
b) süß
c) scharf
d) bitter
e) sauer
f) fruchtig

Aufgabe 10
MKK 12.5.7
BAP 12.5.2

Ohrstrukturen und ihre Funktionen

Bitte ordnen Sie zu:

Aufgabe 11
MKK/BAP 12.7

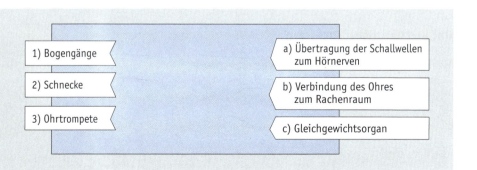

1) Bogengänge
2) Schnecke
3) Ohrtrompete

a) Übertragung der Schallwellen zum Hörnerven
b) Verbindung des Ohres zum Rachenraum
c) Gleichgewichtsorgan

Ohr und Gleichgewichtsorgan

Aufgabe 12
MKK Abb.12.32
BAP Abb. 12.13

Folgende Begriffe sollen an die richtige Stelle gesetzt werden:

a) Äußerer Gehörgang
b) Trommelfell
c) Hammer
d) Ohrtrompete
e) Bogengänge
f) Amboss
g) Schnecke
h) Steigbügel

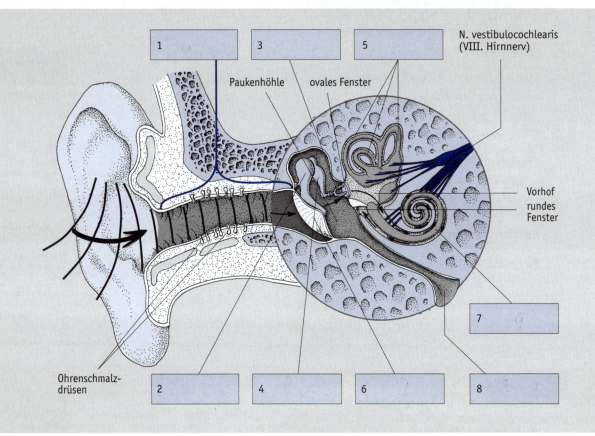

Ohr und Gleichgewichtsorgan

Aufgabe 13
MKK 12.7.6
BAP 12.7.4

Welches ist der Hör- und Gleichgewichtsnerv?

a) N. trigeminus
b) N. vestibulocochlearis
c) N. facialis
d) N. olfactorius

Das Hormonsystem

Funktion und Arbeitsweise der Hormone

Welche Aussagen über die Hormone treffen zu?

Aufgabe 1
MKK/BAP 13.1

Hormone

a) steuern die Reproduktionsvorgänge.
b) helfen dem Körper, mit Belastungssituationen fertig zu werden.
c) steuern direkt das soziale Verhalten eines Menschen.
d) regulieren den Organstoffwechsel.

Die Hormondrüsen des menschlichen Körpers

Bitte beschriften Sie die Abbildung:

Aufgabe 2
MKK Abb. 13.2
BAP Abb. 13.1

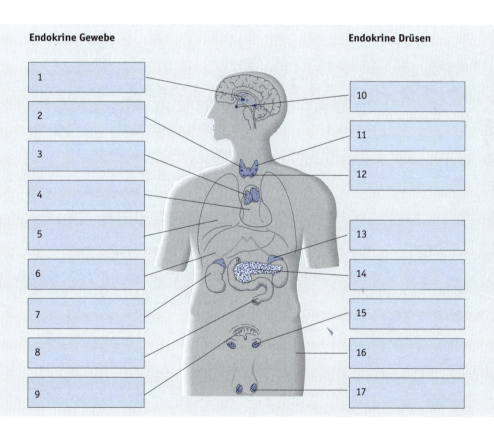

Endokrine Gewebe

1
2
3
4
5
6
7
8
9

Endokrine Drüsen

10
11
12
13
14
15
16
17

Hormondrüsen

Aufgabe 3
MKK 13.2 – 13.7
BAP 13.2 – 13.8

Bitte ordnen Sie die Hormone den sie sezernierenden Drüsen zu:

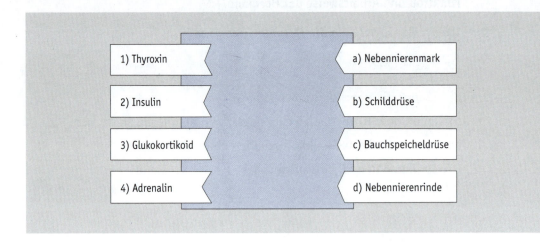

1) Thyroxin
2) Insulin
3) Glukokortikoid
4) Adrenalin

a) Nebennierenmark
b) Schilddrüse
c) Bauchspeicheldrüse
d) Nebennierenrinde

Hormonfunktionen

Aufgabe 4
MKK 13.7
BAP 13.2 – 13.8

Welche Funktionen haben die genannten Hormone? Bitte ordnen Sie zu:

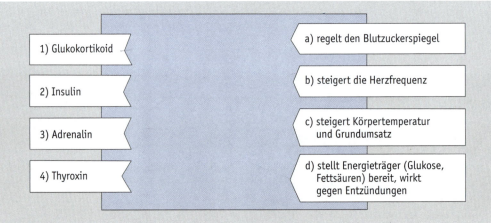

1) Glukokortikoid
2) Insulin
3) Adrenalin
4) Thyroxin

a) regelt den Blutzuckerspiegel
b) steigert die Herzfrequenz
c) steigert Körpertemperatur und Grundumsatz
d) stellt Energieträger (Glukose, Fettsäuren) bereit, wirkt gegen Entzündungen

13 Das Hormonsystem

Hypothalamus, Hypophyse und glandotrope Hormone

Bitte setzen Sie die folgenden Hormone an die richtigen Stellen in dem abgebildeten Schema:

a) T₃/T₄ (Thyroxin, Trijodthyronin)

b) ACTH (Adrenocorticotropes Hormon)

c) FSH (Follikelstimulierendes Hormon)

d) Testosteron

e) Wachstumshormon

Aufgabe 5
MKK Abb. 13.6
BAP Abb. 13.6

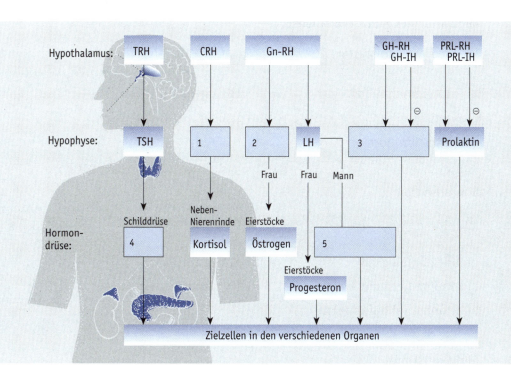

Schilddrüsenerkrankungen

Welche Symptome kennzeichnen die Schilddrüsenüberfunktion (Hyperthyreose)?

a) Gewichtsabnahme

b) teigige Schwellung der Haut (Myxödem)

c) warme, feuchte Haut

d) schneller Puls

e) Müdigkeit, Antriebsarmut

f) Schlaflosigkeit und innere Unruhe

g) Händezittern, Durchfall

Aufgabe 6
MKK 13.4.2
BAP 13.4.2

Aufgabe 7
MKK/BAP 13.5

Rachitis

Um die Jahrhundertwende war Rachitis vor allem bei Kindern armer Familien verbreitet. Die Krankheit äußert sich in Erweichung und Verbiegung des Skeletts, vor allem Brustkorb und Beine. Welcher Substanzmangel ist für das Auftreten von Rachitis verantwortlich?

a) Kalzium
b) Kalzitonin
c) Vitamin D
d) Parathormon
e) Kortisol

Aufgabe 8
MKK 13.7.3
BAP Abb. 13.19

Regulation des Blutzuckerspiegels

Welche Hormone erhöhen den Blutzuckerspiegel?

a) Adrenalin
b) Glukagon
c) Kortison
d) Insulin
e) Wachstumshormon

Aufgabe 9
MKK/BAP 13.6.6

Stressreaktion

Welche Wirkungen hat Dauerstress langfristig auf den Körper?

a) Infektanfälligkeit
b) Schlafstörungen
c) erhöhte Leistungsfähigkeit
d) Konzentrationsstörungen
e) Spannungskopfschmerz

Aufgabe 10
MKK Abb. 13.21

Glukokortikoide

Welches sind mögliche Nebenwirkungen einer Glukokortikoidtherapie?

a) Vollmondgesicht
b) Stammfettsucht
c) Tachykardie
d) Osteoporose
e) Diarrhö

Blut und Lymphe

Blutbestandteile

Bitte ordnen Sie zu:

Aufgabe 1
MKK/BAP
14.1 – 14.3

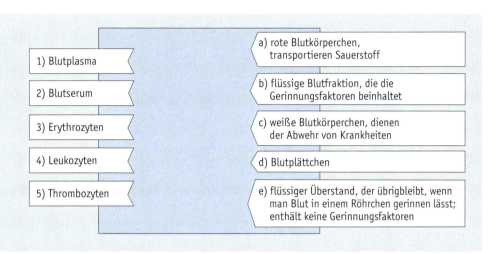

1) Blutplasma
2) Blutserum
3) Erythrozyten
4) Leukozyten
5) Thrombozyten

a) rote Blutkörperchen, transportieren Sauerstoff
b) flüssige Blutfraktion, die die Gerinnungsfaktoren beinhaltet
c) weiße Blutkörperchen, dienen der Abwehr von Krankheiten
d) Blutplättchen
e) flüssiger Überstand, der übrigbleibt, wenn man Blut in einem Röhrchen gerinnen lässt; enthält keine Gerinnungsfaktoren

Aufgaben des Blutes

Bitte kreuzen Sie die richtigen Angaben an:

Aufgabe 2
MKK/BAP 14.1.1

a) Transportfunktion
b) Wärmeregulationsfunktion
c) Abwehrfunktion
d) Übertragung neuromuskulärer Impulse

Hämatopoese

Welche Aussagen treffen nicht zu?

Aufgabe 3
MKK/BAP 14.1.3

a) Aus dem Megakaryozyten entstehen Thrombozyten.
b) Der Myelozyt ist ein Vorläufer der Monozyten.
c) Der Promonozyt ist eine Vorstufe eosinophiler, neutrophiler und basophiler Granulozyten.
d) Der Retikulozyt ist ein Vorläufer der Erythrozyten.

Elektrophorese

Aufgabe 4
MKK Abb. 14.4
BAP Abb. 14.5

Welcher der dargestellten Elektrophorese-Befunde ist ...

a) normal

b) Anzeichen für eine chronische Entzündung?

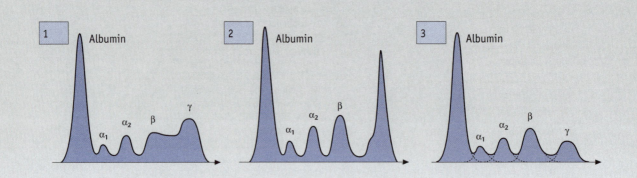

Antikoagulation und Thrombolyse

Aufgabe 5
MKK 14.5.8
BAP 14.4.4

Welche der folgenden Aussagen ist falsch?

a) Beim akuten Gefäßverschluss kann innerhalb der ersten Stunden versucht werden, das Gerinnsel mit fibrinolytischen Substanzen wie Streptokinase, Urokinase oder r-tPA wieder aufzulösen.

b) Wenn keine Lysebehandlung möglich ist (z.B. weil der Gefäßverschluss schon Tage zurückliegt oder Blutungsgefahr aufgrund von Zweiterkrankungen besteht), wird der Patient voll heparinisiert, z.B. 30000 IE Heparin/24 h i.v.

c) Zum Schutz vor Thrombosen soll der Patient frühzeitig mobilisiert werden (mindestens 6 h am Tag aus dem Bett!). Gelingt dies nicht, sollte eine low-dose-Heparinisierung mit 2 x 7500 IE oder 3 x 5000 IE Heparin s.c./Tag erfolgen.

d) Soll die Gerinnung langfristig herabgesetzt werden (z.B. zur Rückfallprophylaxe einer Lungenembolie), erhält der Patient Tabletten, die die Bildung von Gerinnungsfaktoren in der Leber hemmen, z.B. Marcumar®.

e) Die regelmäßige Kontrolle des Quick-Wertes unter Marcumar®-Therapie bzw. PTT und TZ unter Heparintherapie ist nicht erforderlich.

Das rote Blutbild

Bitte ordnen Sie die folgenden Parameter den zugehörigen Normwerten zu:

Aufgabe 6
MKK 14.2.6
BAP 14.2.5

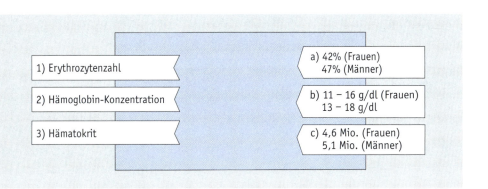

1) Erythrozytenzahl
2) Hämoglobin-Konzentration
3) Hämatokrit

a) 42% (Frauen) 47% (Männer)
b) 11 – 16 g/dl (Frauen) 13 – 18 g/dl
c) 4,6 Mio. (Frauen) 5,1 Mio. (Männer)

Lymphatische Organe

Bitte benennen Sie die auf der Abbildung gezeigten lymphatischen Organe:

Aufgabe 7
MKK Abb. 14.20
BAP Abb. 6.14

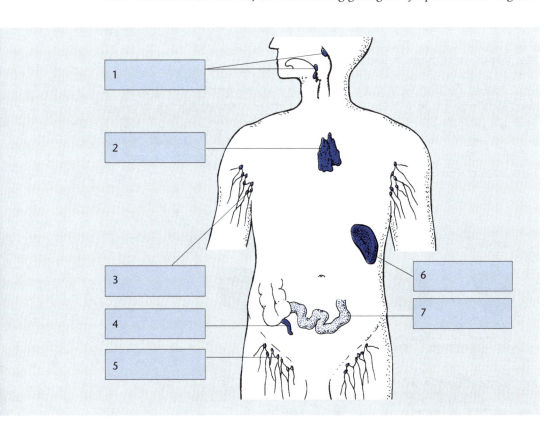

Blutstillung und -gerinnung

Bitte ergänzen Sie den folgenden Text:

Nach der Verletzung eines Blutgefäßes stellt sich das Gefäß enger, eine V.........k....................tion findet statt. Danach lagern sich die T..............zyten an und bilden an der verletzten Stelle einen Pfropf. Der Thrombozytenpfropf wird sodann durch F................ vernetzt. In den vernetzten Thrombozytenpfropf wandern alsbald B..........g............zellen ein und festigen den Thrombus.

Bitte benennen Sie nun die 3 beschriebenen Phasen:

1) Ge.........re.......tion
2) Bl.......st......ung
3) Ge..............ung

Blutgruppenbestimmung: Bedside-Test

Nachdem in der Blutbank Kreuzproben zur Bestimmung der Blutgruppe durchgeführt wurden, wird vom Arzt unmittelbar vor einer Bluttransfusion noch ein Bedside-Test („am Patientenbett") angefertigt. Hierzu wird in die mit Antiserum (Anti-A, Anti-B, Anti-D) vorbehandelten Prüffelder jeweils 1 Tropfen Blut aufgetragen. Welche Blutgruppe hat die Patientin, deren Blut getestet wurde?

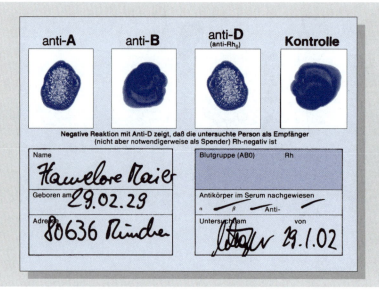

Das Herz

Topographie des Herzens

Bitte setzen Sie die folgenden Bezeichnungen an die richtigen Stellen in der Abbildung:

a) Linke Herzkammer
b) Rechte Herzkammer
c) Linker Vorhof
d) Rechter Vorhof
e) Aortenbogen
f) Untere Hohlvene
g) Obere Hohlvene
h) Herzscheidewand
i) Lungenschlagader
k) Mitralklappe
l) Trikuspidalklappe
m) Pulmonalklappe

Aufgabe 1
MKK Abb. 15.4
BAP Abb. 15.3

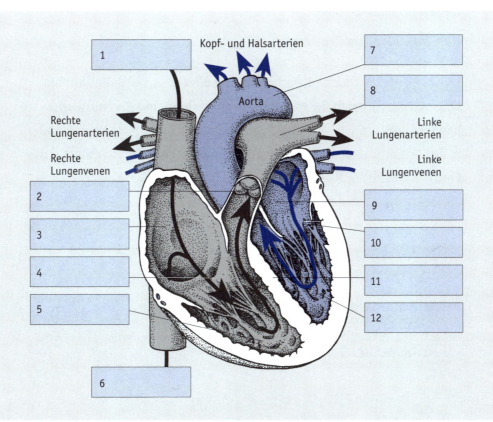

Aufbau der Herzwand

Aufgabe 2 — MKK/BAP 15.3

Bitte ordnen Sie zu:

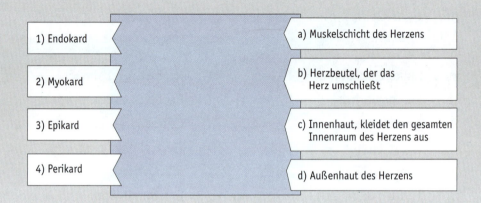

1) Endokard
2) Myokard
3) Epikard
4) Perikard

a) Muskelschicht des Herzens
b) Herzbeutel, der das Herz umschließt
c) Innenhaut, kleidet den gesamten Innenraum des Herzens aus
d) Außenhaut des Herzens

Herzzyklus und Herztöne

Aufgabe 3 — MKK/BAP 15.4

Bitte füllen Sie die Lücken aus:

Das Herz des gesunden Menschen schlägt etwa ....mal in der Minute. Die Phase, in der sich der Herzmuskel kontrahiert und Blut auswirft, nennt man S............... . Das Blut wird dabei in den L............kreislauf oder in den K............kreislauf gepumpt. Die Phase, in der der Hohlmuskel des Herzens wieder erschlafft und dabei erneut Blut ansaugt, heißt D................. . Den ersten Herzton hört man in der A........................sphase der Systole. Der zweite Herzton entsteht beim Zuschlagen der A...............- und P................klappen am Ende der Austreibungsphase.

Das Reizleitungssystem des Herzens

Aufgabe 4 — MKK/BAP 15.5

Bitte kennzeichnen Sie durch Ziffern (1, 2, 3, ...) die Reihenfolge der Erregungsausbreitung im Herzen:

AV-Knoten ....
Purkinje-Faser ....
Sinusknoten ....
Kammerschenkel ....
His-Bündel ....

Das Herz

Elektrokardiogramm (EKG)

Im Folgenden sehen Sie ein normales EKG. Bitte ordnen Sie die einzelnen Elemente den Erregungsphasen des Herzens zu:

Aufgabe 5
MKK 15.5.5
BAP 15.5.4

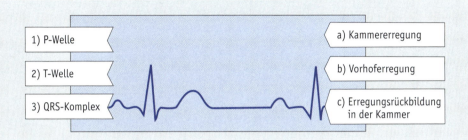

1) P-Welle
2) T-Welle
3) QRS-Komplex

a) Kammererregung
b) Vorhoferregung
c) Erregungsrückbildung in der Kammer

Dauer des Herzzyklus

Können Sie sich erinnern, wie lange ein Herzzyklus dauert?

Aufgabe 6
MKK Abb. 15.23
BAP Abb. 15.15

a) ca. 1 – 3 Minuten   b) ca. 0,8 – 1 Sekunden
c) ca. 4,5 – 6 Sekunden   d) ca. 2,0 – 3,6 Sekunden

Herzklappen

Welche Aussagen sind richtig?

Aufgabe 7
MKK/BAP 15.2.2

a) Jede Herzklappe lässt sich vom Blutstrom nur in eine Richtung aufdrücken.

b) Aortenklappe und Pulmonalklappe werden auch AV-Klappen (Atrio-Ventrikular-Klappen) genannt.

c) Die rechte Segelklappe heißt Trikuspidalklappe, weil sie drei Segel (tri cuspis) besitzt.

d) Die Sehnenfäden, die an den Papillarmuskeln der Kammer ansetzen, verhindern ein Zurückschlagen der Taschenklappen.

e) Öffnet sich die Klappe nicht weit genug, spricht man von einer Klappenstenose; schließt die Klappe nicht mehr dicht, so bezeichnet man dies als Klappeninsuffizienz.

Herzleistung und ihre Regulation

Aufgabe 8
MKK 15.6.3
BAP 15.6.2

Bitte ordnen Sie folgende Begriffe einander zu:

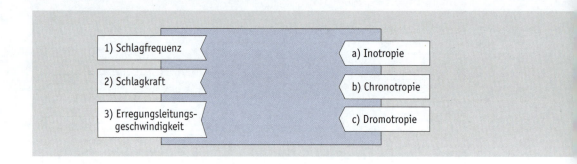

1) Schlagfrequenz
2) Schlagkraft
3) Erregungsleitungsgeschwindigkeit

a) Inotropie
b) Chronotropie
c) Dromotropie

Die Herzkranzgefäße

Aufgabe 9
MKK/BAP 15.7

Prüfen Sie folgende Aussagen über die Herzkranzgefäße auf ihre Richtigkeit. Zwei Aussagen sind falsch. Welche?

a) Die Herzkranzgefäße haben die vorrangige Aufgabe, Blut in den Aortenbogen zu transportieren.

b) Die Herzkranzgefäße versorgen den Herzmuskel mit Blut. Sie sind die herzeigenen Gefäße.

c) Es gibt die linke Kranzarterie, die sich in einen seitlichen Ast und einen vorderen Ast aufteilt, sowie eine rechte Kranzarterie.

d) Bei Verschluss einer Herzkranzarterie stirbt das versorgte Gewebe ab. Ein Herzinfarkt entsteht.

e) Der Verschluss einer Herzkranzarterie ist nicht tragisch, da sich sofort neue Äste bilden und die Blutversorgung gewährleisten.

Kammerflimmern

Aufgabe 10
MKK Abb. 15.28

Ein Patient hat Kammerflimmern. Die Situation ist lebensbedrohlich für ihn. Sie nehmen den Defibrillator. Zeichnen Sie ein, wo Sie die Elektroden aufsetzen.

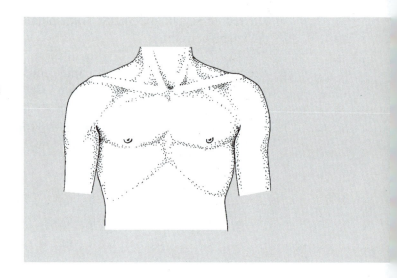

Kreislauf und Gefäßsystem

Lungen- und Körperkreislauf

Bitte benennen Sie die großen Gefäße auf der Abbildung:

a) Untere Hohlvene (V. cava inferior)
b) Obere Hohlvene (V. cava superior)
c) Aorta
d) Pfortader
e) Bauchaorta
f) A. iliaca communis
g) A. femoralis
h) A. carotis communis
i) Truncus pulmonalis

Aufgabe 1
MKK/BAP
Abb. 16.10 + 16.11

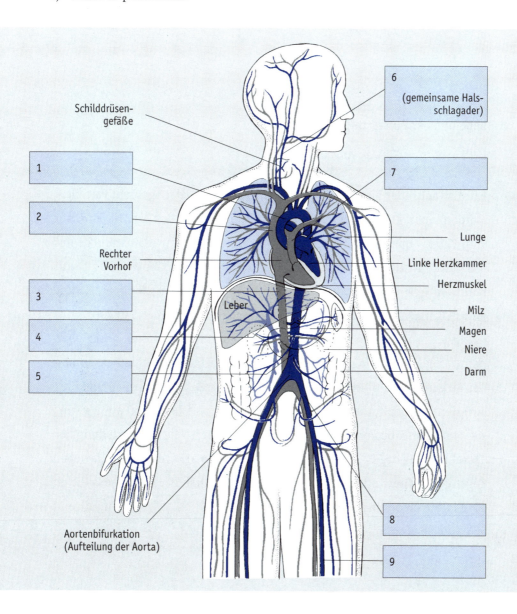

Gefäßtypen: Arterien und Venen

Aufgabe 2
MKK 16.1.1
BAP 16.1

Bitte ordnen Sie den beiden Gefäßtypen die richtigen Eigenschaften zu:

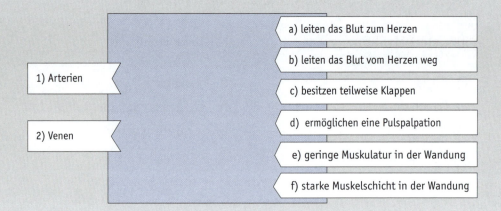

1) Arterien
2) Venen

a) leiten das Blut zum Herzen
b) leiten das Blut vom Herzen weg
c) besitzen teilweise Klappen
d) ermöglichen eine Pulspalpation
e) geringe Muskulatur in der Wandung
f) starke Muskelschicht in der Wandung

Regelung der Blutverteilung

Aufgabe 3
MKK 16.3.3
BAP 16.3.4

Bitte ergänzen Sie den folgenden Satz:

Ein Erwachsener hat nur etwa .... Liter Blut, das bedarfsgerecht verteilt werden muss. Dazu ist ein ausreichend hoher Blutdruck erforderlich, der vom Körper mit Hilfe der Pr..........r.........toren in der Arterienwand gemessen wird. Plötzliche Aktivität der Muskulatur wird von einer G............-reaktion begleitet. Dabei wird aus dem Nebennierenmark A................. und Nor................... ausgeschüttet, die das Herz sch................... und kr.................. schlagen lassen. Die Gefäße von Haut und Bauchraum werden weniger, die Gefäße der Skelettmuskulatur mehr durchblutet. Nimmt das zirkulierende Blutvolumen ab, so wird A................sin II (verengt die Arterien) gebildet und Al...............on (erhöht den Blutdruck) ausgeschüttet. Hauptaufgabe der Regulationsmechanismen ist die Sicherstellung der Durchblutung des G................ und des Rückenmarks, da Nervengewebe gegenüber Sauerstoffmangel besonders empfindlich ist. Auch muss die Sauerstoffversorgung von H.........., L............. und N.......... gewährleistet sein, da sie absolut lebensnotwendige Organe sind.

Arterienpuls-Tastpunkte

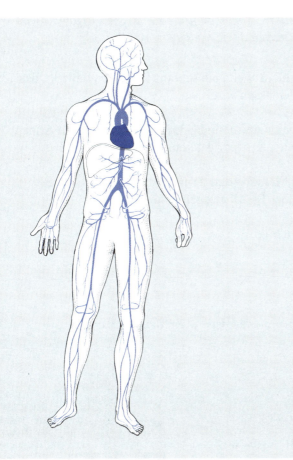

Bitte zeichnen Sie ein, wo die zur Pulsmessung geeigneten Tastpunkte zu finden sind. Schreiben Sie, wenn möglich, die Bezeichnung der jeweiligen Arterie dazu.

Aufgabe 4
MKK Abb. 16.10
BAP Abb. 16.10

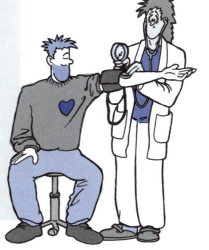

Der Blutdruck

Bitte ordnen Sie zu:

Aufgabe 5
MKK 16.3.4
BAP 16.3.2

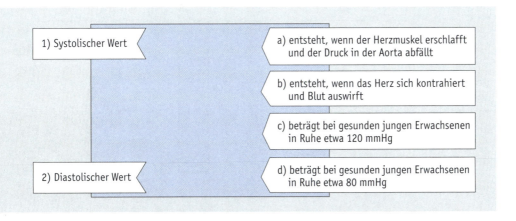

1) Systolischer Wert

2) Diastolischer Wert

a) entsteht, wenn der Herzmuskel erschlafft und der Druck in der Aorta abfällt

b) entsteht, wenn das Herz sich kontrahiert und Blut auswirft

c) beträgt bei gesunden jungen Erwachsenen in Ruhe etwa 120 mmHg

d) beträgt bei gesunden jungen Erwachsenen in Ruhe etwa 80 mmHg

Die Blutdruckmessung

Aufgabe 6
MKK 16.3.4
BAP 16.3.2

Die falsche Technik beim Blutdruckmessen führt zu falschen Ergebnissen. Prüfen Sie die folgenden Aussagen dazu. Welche ist richtig?

a) Eine zu breite Blutdruckmanschette bei schlanken Armen bewirkt, dass der Blutdruck zu hoch gemessen wird.

b) Eine zu schmale Blutdruckmanschette bei kräftigen oder dicken Armen bewirkt, dass der Blutdruck zu niedrig gemessen wird.

c Hebt der Patient bei der Messung den Arm nur bis unter die Herzebene, so wird ein zu hoher Blutdruck gemessen.

d) Keine der Aussagen ist richtig.

Aufbau des Gefäßsystems

Aufgabe 7
MKK/BAP 16.1

Bitte lösen Sie zu diesem Thema das folgende Kreuzworträtsel:

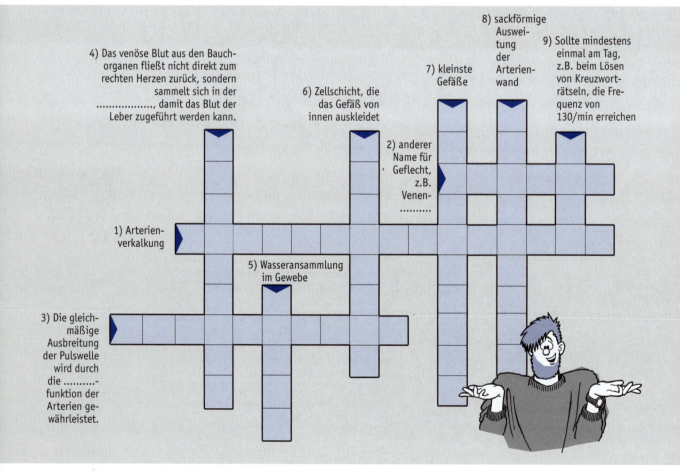

4) Das venöse Blut aus den Bauchorganen fließt nicht direkt zum rechten Herzen zurück, sondern sammelt sich in der ...., damit das Blut der Leber zugeführt werden kann.

6) Zellschicht, die das Gefäß von innen auskleidet

7) kleinste Gefäße

8) sackförmige Ausweitung der Arterienwand

9) Sollte mindestens einmal am Tag, z.B. beim Lösen von Kreuzworträtseln, die Frequenz von 130/min erreichen

2) anderer Name für Geflecht, z.B. Venen-..........

1) Arterienverkalkung

5) Wasseransammlung im Gewebe

3) Die gleichmäßige Ausbreitung der Pulswelle wird durch die ....-funktion der Arterien gewährleistet.

Kreislauf und Gefäßsystem

Veränderung von Gefäßen im Alter

Bitte ergänzen Sie den Satz:

Wenn die Gefäßwände sich mit dem Alter verändern, so spricht man von A..........sk..........e. Sie führt zur H.........tonie. Ist eine Arterie gänzlich verschlossen, so stirbt das zugehörige Gewebe ab. Ein I....f........t entsteht.

Aufgabe 8
MKK 16.1.4

Risikofaktoren für Gefäßerkrankungen

Welches sind die Hauptrisikofaktoren für Arteriosklerose bzw. einen Herzinfarkt?

a) .... b) ....
c) .... d) ....

Aufgabe 9
MKK 16.1.4

Hypertensive Krise

Welche Aussagen zur hypertensiven Krise sind falsch?

a) Von einer hypertensiven Krise spricht man bei Blutdruckwerten über 150/100 mmHg.

b) Eine hypertensive Krise besteht bei Blutdruckwerten über 230/120 mmHg.

c) Bei einem hypertensiven Notfall wird der Oberkörper des Patienten tief gelagert.

d) Während der hypertensiven Krise sollte der Patient durch Bewegung oder sportliches Training versuchen, den Blutdruck zu regulieren.

e) Es wird ein venöser Zugang gelegt und die Vitalzeichen kontinuierlich kontrolliert. Zur Blutdrucksenkung soll der Patient eine Kapsel Nifedipin (5 – 10 mg) zerbeißen.

Aufgabe 10
MKK 16.4.1
BAP 16.3.6

Das Atmungssystem

Strukturen des Atmungssystems

Bitte beschriften Sie die Abbildung mit folgenden Begriffen:

a) Luftröhre (Trachea)
b) rechter Hauptbronchus
c) Kehldeckel
d) linker Oberlappen
e) Nasenhöhle
f) rechter Mittellappen
g) Kehlkopf (Larynx)
h) linker Hauptbronchus
i) rechter Oberlappen
k) rechter Unterlappen
l) linker Unterlappen

Aufgabe 1
MKK/BAP
Abb. 17.1

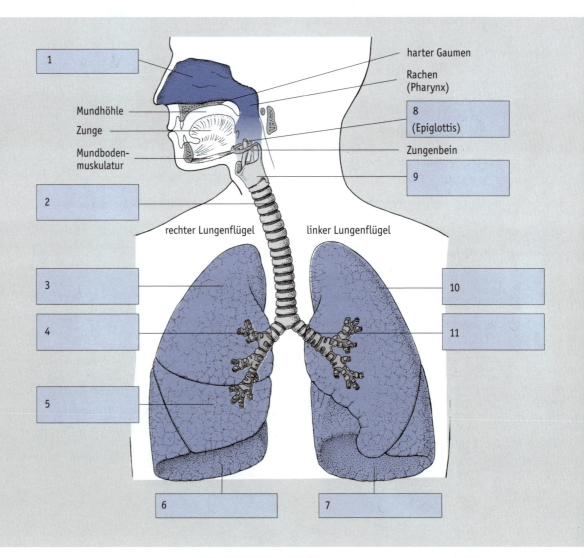

17 Das Atmungssystem

Die Funktionen der Nasenhöhle

Welche Aussage trifft nicht zu?

Die Nasenhöhle dient …

a) der Erwärmung der Atemluft.

b) der Vorreinigung der Atemluft.

c) der Trocknung der Atemluft.

d) der Anfeuchtung der Atemluft.

e) der Beherbergung des Riechorgans.

f) als Resonanzraum für die Stimme.

Aufgabe 2
MKK/BAP 17.1.2

Nasennebenhöhlen

Welche Hohlräume gehören nicht zu den Nasennebenhöhlen?

a) Stirnhöhlen
b) Choanen
c) Kieferhöhlen
d) Siebbeinzellen
e) Keilbeinhöhle

Aufgabe 3
MKK/BAP 17.1.3

Der Kehlkopf

Bitte ergänzen Sie den Text:

Der Kehlkopf (L..........x) verschließt die unteren L........wege und ist Hauptorgan der St........b.....dung. Er lässt sich als Ad............fel an der Vorderseite des Halses leicht tasten und erstreckt sich vom Zu..........g.......d bis zur L........röhre. Der größte Knorpel ist der Sch.......knorpel; an seinem Oberrand sitzt der K..........d.........el (Epig........is), der beim Sch..........akt eine wichtige Rolle spielt. Unter dem Schildknorpel folgt der siegelringförmige R.........knorpel, der die Basis bildet für die sehr kleinen St........knorpel, die für Stellung und Spannung der St..........b.......der verantwortlich sind.

Aufgabe 4
MKK/BAP 17.3

Die Stimme

Aufgabe 5
MKK/BAP 17.3.2

Die Stimme ist ein für jeden Menschen charakteristisches Kennzeichen, da sie von vielen Faktoren beeinflusst wird.
Bitte ordnen Sie zu, wie wir auf die Stimmqualität Einfluss nehmen:

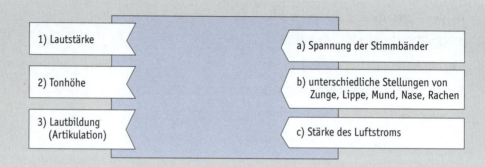

Silbenrätsel zum Atmungssystem

Aufgabe 6
MKK 17.1 – 17.13
BAP 17.1 – 17.11

a - ba - bän - der - fac - in - ka - la - me - pa - pleu - ra - ro - rynx - spi - stimm - sur - tal - tant - tät - tem - ter - tion - trum - tu - vi - zen - zi

a) Gerät zum Prüfen der Lungenfunktion ....

b) Soll sie gemessen werden, muss der Patient nach maximaler Einatmung möglichst viel Luft wieder ausatmen ....

c) Oberflächenfaktor, der verhindern soll, dass die Lungenbläschen wie Seifenblasen platzen ....

d) Von hier aus wird die Atmung gesteuert (liegt in der Medulla oblongata) ....

e) Sie beeinflussen die Tonhöhe der Stimme. ....

f) Kehlkopf in der medizinischen Sprache ....

g) Muss künstlich beatmet werden, so wird ein Rohr durch den Mund in die Atemwege eingeführt. Wie heißt dieser Vorgang? ....

h) Gemeinsamer Begriff für Brustfell und Rippenfell ....

17 Das Atmungssystem

Der Rachenraum

Bitte prüfen Sie folgenden Aussagen und kreuzen Sie die richtigen an:

Aufgabe 7
MKK/BAP 17.2

a) Der Rachen ist ein schlauchförmiges Gebilde, das sich von der Schädelbasis bis zur Speiseröhre erstreckt.

b) Im Rachen kreuzen sich die Speise- und Luftwege.

c) Im Mundrachen liegen die Rachenmandeln.

d) Im Nasenrachen liegen die Gaumenmandeln.

Atemvolumina

Bitte beschriften Sie die Abbildung mit den Lösungsbuchstaben folgender Begriffe:

Aufgabe 8
MKK Abb. 17.21
BAP Abb. 17.16

a) Residualvolumen
b) Atemzugvolumen
c) Totalkapazität
d) inspiratorisches Reservevolumen
e) Vitalkapazität
f) exspiratorisches Reservevolumen

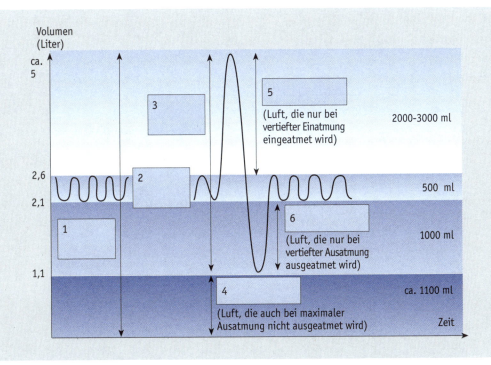

Atemmechanik

Aufgabe 9
MKK Abb. 17.20
BAP Abb. 17.13

Betrachten Sie die Abbildung und teilen Sie die folgenden Aussagen und Begriffe richtig zu:

a) Exspiration

b) Die äußeren Zwischenrippenmuskeln kontrahieren sich und heben den Brustkorb an. Das Thoraxvolumen nimmt zu.

c) Das Zwerchfell entspannt sich, die Zwerchfellkuppel wird angehoben.

d) Das Zwerchfell kontrahiert sich, die Zwerchfellkuppel wird abgesenkt.

e) Inspiration

f) Die inneren Zwischenrippenmuskeln kontrahieren sich und senken den Brustkorb. Das Thoraxvolumen nimmt ab.

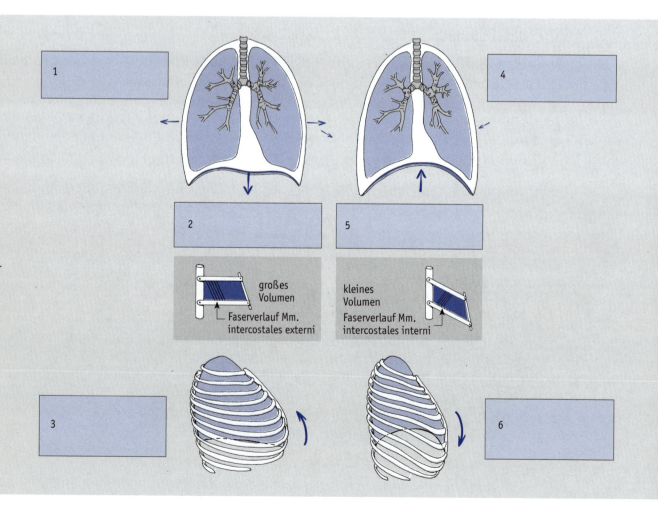

Gasaustausch in den Alveolen

Was geschieht in den Alveolen?
Bitte tragen Sie auf der Abbildung die richtigen Lösungsbuchstaben ein:

a) Ein- und Ausatmung (Mund-Trachea-Lunge-Trachea-Mund)

b) CO_2-reiches, O_2-armes Blut wird in die Lunge transportiert.

c) O_2-reiches Blut wird wieder dem Körperkreislauf zugeführt.

d) CO_2 diffundiert aus der Kapillare durch die Alveolarwand in die Luft, die später ausgeatmet wird.

e) O_2 der eingeatmeten Luft diffundiert durch die Alveolarwand in das Kapillarblut, wo es an Hb gebunden wird.

Aufgabe 10
MKK Abb. 17.25
BAP Abb. 17.14

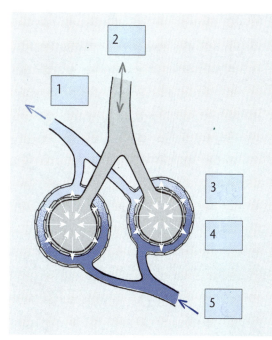

Pneumonie und Prophylaxe

Bitte ergänzen Sie den folgenden Text zur Vorbeugung und Therapie der Lungenentzündung:

Aufgabe 11
MKK 17.11.2

Vor allem ältere und bettlägerige Menschen sind gefährdet, an einer Pn..........nie (oder Lu..........ent..........ung) zu erkranken. Symptome sind hohes F.............., Ta........k......die, schnelle, oberflächliche At..............g, Hu..........r.....z und Aus..........f. Wenn das Rippenfell mitbeteiligt ist, kann die Ein- und Ausatmung schmerzhaft sein; man spricht von einer Pl..........itis. Therapeutisch gibt man S..............stoff und A..............ka; in schweren Fällen ist manchmal eine künstliche Beatmung erforderlich. Wichtigste pflegerische Maßnahme auch zur Vorbeugung ist die regelmäßige At........g............tik. Ein starker Atemreiz wird durch das Abkl........en mit Fr..........br............w........ erzeugt; zusätzlich soll die Atmung mit At..........tr........ingsgeräten gefördert werden. Darüber hinaus kommen gegebenenfalls Vib..............kl........massage und en......tr..........ale Absaugung zum Einsatz.

Das Verdauungssystem

Der Verdauungstrakt

Aufgabe 1
MKK/BAP Abb. 18.1

Benennen Sie bitte die Organe auf der Abbildung:

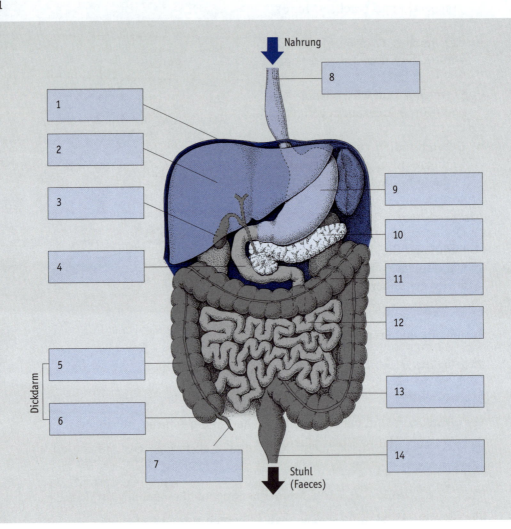

Soor der Mundschleimhaut

Aufgabe 2
MKK 18.2.1

Bitte ergänzen Sie den folgenden Text zum Thema Soor:

Der Soor der Mundschleimhaut ist eine P........infektion. Der Erreger heißt C........ alb........ . Die Infektion äußert sich durch w............ Beläge im Mund, vor allem auf der Z.......... . Diese Infektion muss mit lokaler A...........m................therapie behandelt werden.

18 Das Verdauungssystem

Das Peritoneum

Welche Aussage ist falsch?

Aufgabe 3
MKK/BAP 18.1.5

a) Der Bauchraum ist von einer spiegelglatten Haut, dem Bauchfell oder Peritoneum, ausgekleidet.

b) Das die Wände der Bauchhöhle auskleidende Bauchfell heißt Peritoneum parietale; der Teil, der die Bauchorgane überzieht, heißt Peritoneum viscerale (viscera = Eingeweide).

c) Die Organe, die von allen Seiten mit Peritoneum bedeckt sind, liegen im Peritoneum, also intraperitoneal.

d) Die Organe, die nur an der Vorderseite von Peritoneum bedeckt sind, liegen hinter dem Bauchfell, also retroperitoneal (z.B. die Bauchspeicheldrüse).

e) Alle Bauchorgane liegen intraperitoneal.

Das akute Abdomen

Was kann sich hinter einem „akuten Abdomen", einem mit starken Schmerzen im Bauchraum verknüpften Notfall, an dem die Bauchorgane beteiligt sind, verbergen? Kreuzen Sie die 4 richtigen Antworten an:

Aufgabe 4
MKK 18.1.5

a) Obstipation (Verstopfung)

b) akute Appendizitis (Blinddarmentzündung)

c) perforiertes (durchgebrochenes) Magengeschwür

d) Nabelentzündung

e) Gallensteineinklemmung

f) akute Pankreatitis (Bauchspeicheldrüsenentzündung)

g) Meteorismus (Blähungen)

Das Erwachsenengebiss

Welche Aussagen treffen zu?

Aufgabe 5
MKK/BAP 18.2.2

a) Das Erwachsenengebiss hat insgesamt 36 Zähne.

b) Das Erwachsenengebiss hat insgesamt 32 Zähne.

c) Pro Kiefer hat das Gebiss des Erwachsenen 2 Schneidezähne und 4 Backenzähne.

d) Pro Kiefer hat das Gebiss des Erwachsenen 4 Schneidezähne und 4 Backenzähne.

e) Jeder gesunde Erwachsene hat oben und unten jeweils 3 Mahlzähne.

Der Schluckakt

Bitte bringen Sie die Aussagen zum Ablauf des Schluckakts in die richtige Reihenfolge.

1) Der Nasen-Rachenraum wird durch Anheben des Gaumensegels und gleichzeitige Kontraktion der Rachenwand abgedichtet.

2) Die Zunge schiebt die Nahrung nach hinten in den Rachen.

3) Mit dem Verschluss des kreuzenden Atemwegs kommt es zu einer Kontraktionswelle der Rachenmuskulatur.

4) Durch Kontraktion der Mundbodenmuskulatur verschließt sich der Kehlkopfeingang, so dass der Nahrungseintritt in die Luftröhre verhindert wird.

5) Die Auslösung des reflektorischen Schluckvorganges erfolgt durch Reizung entsprechender Sinneszellen.

Ösophagus-Erkrankungen

Bitte ordnen Sie zu:

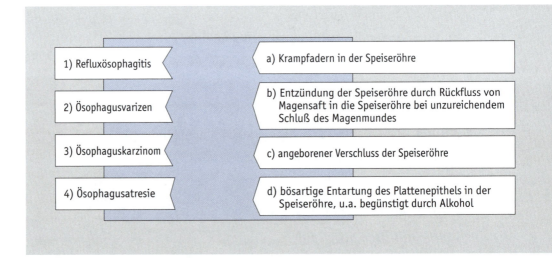

1) Refluxösophagitis
2) Ösophagusvarizen
3) Ösophaguskarzinom
4) Ösophagusatresie

a) Krampfadern in der Speiseröhre

b) Entzündung der Speiseröhre durch Rückfluss von Magensaft in die Speiseröhre bei unzureichendem Schluß des Magenmundes

c) angeborener Verschluss der Speiseröhre

d) bösartige Entartung des Plattenepithels in der Speiseröhre, u.a. begünstigt durch Alkohol

18 Das Verdauungssystem

Der Magen

Silbenrätsel

Aufgabe 8
MKK 18.4

a - ant - be - da - dia - ga - kar - kor - kus - leg - len - lo - pus - py - rus - schmerz - spät - sti - tis - ul - zel - zi

a) Magenmund ....

b) Magenkörper ....

c) Magenpförtner ....

d) Bildungsort der Salzsäure ....

e) Entzündung der Magenschleimhaut ....

f) Umschriebener Gewebsdefekt, der die Schleimhaut in ganzer Tiefe erfasst ....

g) Säure bindende Pharmaka ....

h) Typische Beschwerden beim Ulkus des Duodenums (Zwölffingerdarm) ....

Der Magenpförtner (Pylorus)

Die Geschwindigkeit der Magenentleerung hängt von der Zusammensetzung der Nahrung ab. Bitte ordnen Sie zu, wie lange die verschiedenen Nahrungsmittel im Magen verweilen:

Aufgabe 9
MKK 18.4.6
BAP 18.4.5

1) 1 – 2 Stunden   a) Eier, Braten, Gemüse

2) 3 – 4 Stunden   b) Getränke, Brot

3) 6 – 7 Stunden   c) Milchflaschen

4) ewig   d) Weihnachtsgans, fette Wurst

Das Magenkarzinom

Welche Aussagen treffen nicht zu?

a) Das Magenkarzinom kommt relativ selten vor.
b) Ein Fünftel aller bösartigen Tumoren betreffen den Magen.
c) Die Prognose ist schlecht, da der Tumor sehr früh metastasiert.
d) Als Therapie kommt nur die operative Entfernung des Magens in Frage, da Strahlen- und Chemotherapie erfolglos sind.
e) Die Diagnose wird durch Endoskopie plus histologischer Untersuchung von Magengewebe gestellt werden.
f) Die Diagnose wird allein durch die Schilderung der Beschwerden (Appetitlosigkeit und häufige Magenbeschwerden) ermitteln.

Aufgabe 10
MKK 18.4.7

Gallenwege und Pankreasgang

Bitte beschriften Sie die Abbildung mit Hilfe folgender Begriffe:

a) Papille (Papilla duodeni maior)
b) Duodenum
c) Ductus hepaticus communis
d) Gallenblasengang (Ductus cysticus)
e) Pankreasgang (Ductus pancreaticus)
f) Gallenblase
g) Ductus choledochus

Aufgabe 11
MKK Abb. 18.37
BAP Abb. 18.28

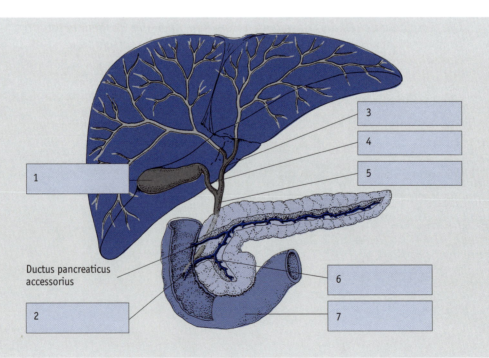

18 Das Verdauungssystem

Die Gallenblase

Bitte ergänzen Sie den folgenden Satz zum Thema Gallenblase:

Das Gallensteinleiden (Ch..........................) ist die bei weitem häufigste Erkrankung im re........... Oberbauch. Wird ein Stein eingeklemmt, dann kommt es meist zur G...........k............ . Zu ihrer Therapie gehören eine N......diät, k............lösende Medikamente und eventuell auch Sch...........mittel.

Aufgabe 12
MKK 18.6.6

Der Pankreassaft

Welche Substanz gehört nicht zu den Verdauungsenzymen des Pankreas?

a) Trypsin b) Amylase c) Bilirubin
d) Lipase e) Chymotrypsin

Aufgabe 13
MKK 18.6.1
BAP 18.6.9

Die Leber

Bitte ergänzen Sie den folgenden Text zu den Stoffwechselfunktionen der Leber:

Zum Abbau körpereigener und -fremder Stoffe besitzt die Leber En...y......., die die Stoffe so umbauen, dass w...............lösliche Stoffe über die Niere und f........lösliche über die Galle ausgeschieden werden können. Natürlich werden auch Me......ka............ umgebaut und damit inaktiviert, wenn sie die Leber passieren. Diese Inaktivierung von oral zugeführten Arzneistoffen in der Leber nennt man F........t p......s E.........kt. Man kann ihn umgehen, indem man das Medikament par............al verabreicht, z.B. int............nös oder int......m..........lär. Auf diesem Wege haben Medikamente eine stärkere und länger andauernde Wirkung.

Aufgabe 14
MKK 18.10
BAP 18.6.3 +
18.6.4

Die Leber und ihre Erkrankungen

Aufgabe 15
MKK 18.10

Bitte lösen Sie das folgende Kreuzworträtsel:

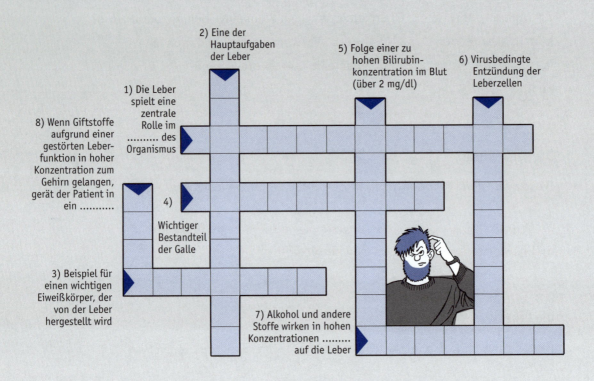

Dünndarm und Dickdarm

Aufgabe 16
MKK/BAP
18.5.1 + 18.8

Welche der genannten Darmabschnitte gehören zum Dünn-, welche zum Dickdarm? Bitte ordnen Sie zu:

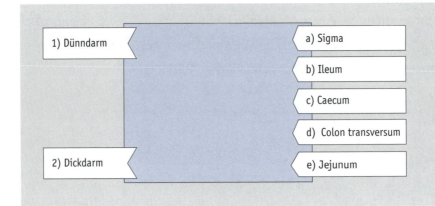

18 Das Verdauungssystem

Der Dünndarm

Welche für den Dünndarm typischen Strukturen dienen zur Vergrößerung der Resorptionsfläche?

Aufgabe 17
MKK/BAP 18.5.3

a) Kerckring-Falten b) Krypten
c) Becherzellen d) Zotten
e) Mikrovilli f) Brunner-Drüsen

Dickdarm

Kreuzworträtsel zum Dickdarm, zur Verdauung und zu Erkrankungen des Darmes:

Aufgabe 18
MKK/BAP 18.8

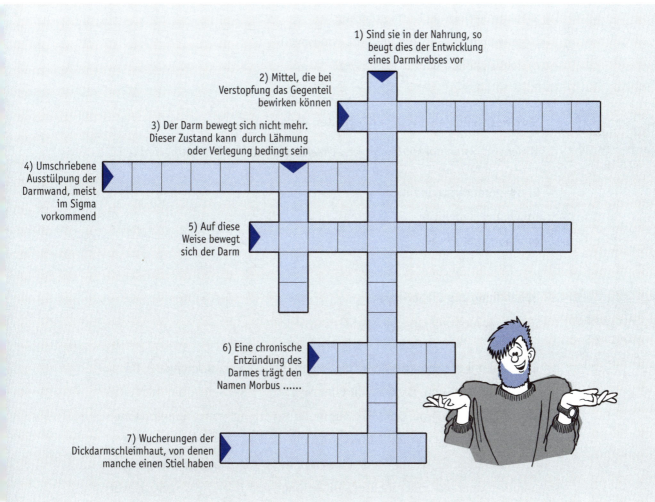

Stoffwechsel und Ernährung

Aufgabe 1
MKK 19.1
BAP 18.9.1

Täglicher Kalorienbedarf

Welche Energiemenge benötigt ein körperlich nicht schwer arbeitender Mensch (Bürotätigkeit) durchschnittlich pro Tag?

a) 1500 kcal   b) 2000 kcal   c) 3500 kcal   d) 2500 kcal

Aufgabe 2
MKK 19.1
BAP 18.9.2

Zusammensetzung der Nahrung

Der Anteil von Fett an der Nahrung sollte nur etwa ¹/₆ betragen. Welchen Anteil sollten Eiweiß und Kohlenhydrate idealerweise haben?

a) mehr Eiweiß als Kohlenhydrate

b) gleiche Menge Kohlenhydrate wie Eiweiß

c) mehr Kohlenhydrate als Eiweiß

Aufgabe 3
MKK 19.2.2

Stoffwechselleiden mit dem häufigsten Vorkommen

Welches der nachfolgenden Stoffwechselleiden kommt am häufigsten vor?

a) Hypercholesterinämie

b) Diabetes mellitus

c) Phenylketonurie

Aufgabe 4
MKK 19.2.5
BAP 18.9.4

Behandlung des Diabetikers

Bitte füllen Sie die Lücken aus:

Der Diabetiker berechnet seine täglich erlaubte Nahrungsmenge in Broteinheiten (BE). Eine Broteinheit entspricht ...... g Kohlenhydrate oder etwa .... Scheibe(n) Brot. Der Diabetes mellitus verlangt vom Patienten einen r.........m............ Lebensstil, eine konsequente D........ und regelmäßige B......z..........k................ . Zudem müssen orale A........d............ika eingenommen oder eine oder mehrere Injektionen von I................ gesetzt werden.

Insulininjektion

Bitte zeichnen Sie auf der Darstellung die bevorzugten(a) und alternativen (b) Injektionsstellen zur Insulininjektion bei Diabetikern ein:

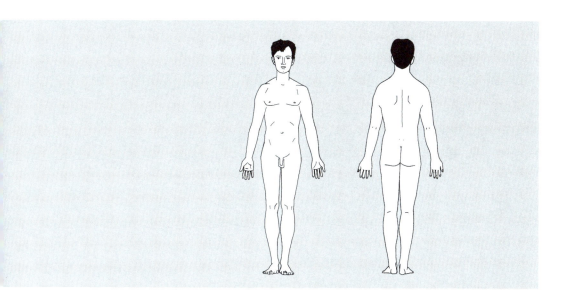

Akute diabetische Notfälle

Kreuzen Sie bitte die akut lebensbedrohlichen Entwicklungen eines Diabetes mellitus an:

a) Polyneuropathie

b) Coma diabeticum

c) Hypoglykämischer Schock

Mögliche Folgen eines Diabetes mellitus

Bitte ordnen Sie die Begriffe in Aufgabe 6 den Definitionen zu:

1) durch zu wenig Zucker im Blut ausgelöster Zustand ....

2) durch zu viel Zucker im Blut ausgelöster Zustand ....

3) Störung der Sensibilität, Schmerzen; Erkrankung der peripheren Nerven. ....

Aufgabe 8
MKK Abb. 19.6

Diabetische Spätschäden

Benennen Sie die auf der Abbildung angedeuteten diabetischen Spätschäden:

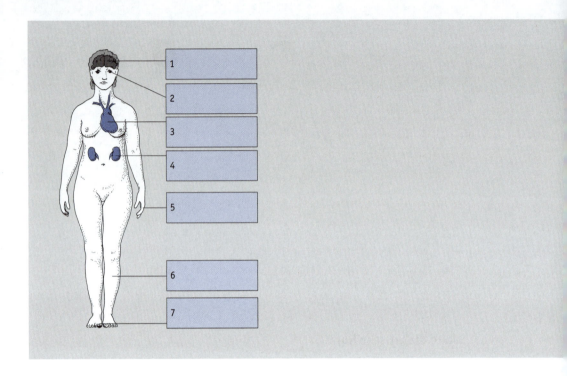

Aufgabe 9
MKK 19.4
BAP 18.9.1

Normal- und Idealgewicht

Bitte berechnen Sie nach der Formel von Broca das Normal- und Idealgewicht einer Patientin, die 165 cm groß ist.
Wählen Sie zunächst die richtige Formel aus und rechnen Sie dann:

a) Körperlänge in cm - 50 = Normalgewicht in Pfund
   Idealgewicht = Normalgewicht + 10%

b) Körperlänge in cm minus 100 = Normalgewicht in kg
   Idealgewicht = Normalgewicht - 15%

c) Körperlänge in cm - 120 = Idealgewicht in kg
   Normalgewicht = Idealgewicht + 50%

Die Patientin hat ein Normalgewicht von .... kg und ein Idealgewicht von .... kg.

Vitamine

Wer benötigt am unwahrscheinlichsten eine zusätzliche Vitaminzufuhr?

a) Die schwangere Frau
b) Der gesunde Erwachsene, der sich ausgewogen ernährt
c) Personen mit einseitiger oder „junk food"-Ernährung
d) Personen mit Resorptionsstörungen
e) Säuglinge

Aufgabe 10
MKK 19.6
BAP 18.9.7

Vitaminmangelerscheinungen

Bitte ordnen Sie zu:

Aufgabe 11
MKK 19.6
BAP 18.9.7

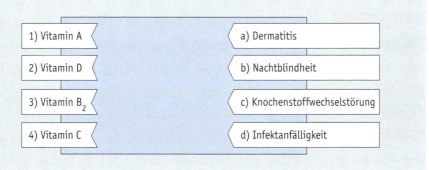

Ballaststoffe

Bitte ergänzen Sie den Text:

Den .... (Schlacken) kommt für die normale Magen-Darm-Passage eine erhebliche Bedeutung zu. Durch ihr Volumen regen sie die Darmp..................... an und fördern den Tr................ des Nahrungsbreis. Werden sie nur in geringer Menge zugeführt, so neigen die meisten Menschen zu V....................... . Als Mindestmenge an Ballaststoffen werden ..... g täglich in Form von V...................produkten, K...............ln, G............... oder Obst empfohlen.

Aufgabe 12
MKK 19.8
BAP 18.9.9

Parenterale Ernährung

Aufgabe 13
MKK 19.10

Welche Applikationsform ist für folgende Lösungen geeignet?

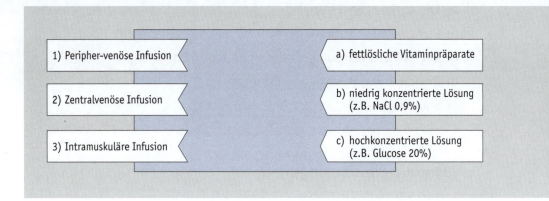

1) Peripher-venöse Infusion
2) Zentralvenöse Infusion
3) Intramuskuläre Infusion

a) fettlösliche Vitaminpräparate
b) niedrig konzentrierte Lösung (z.B. NaCl 0,9%)
c) hochkonzentrierte Lösung (z.B. Glucose 20%)

Spurenelemente

Aufgabe 14
MKK 19.7.2
BAP 18.9.8 +
Tab. 18.47

Welche Spurenelemente sind essenziell?

a) Eisen
b) Gold
c) Fluor
d) Jod
e) Aluminium

Fettstoffwechsel

Aufgabe 15
MKK 19.3
BAP 18.9.5

Ordnen Sie bitte zu:

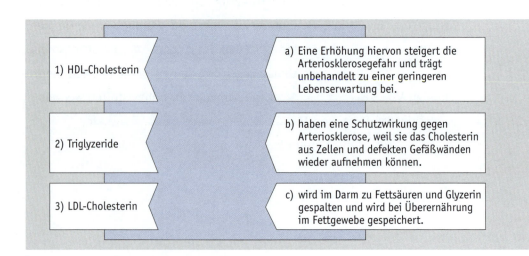

1) HDL-Cholesterin
2) Triglyzeride
3) LDL-Cholesterin

a) Eine Erhöhung hiervon steigert die Arteriosklerosegefahr und trägt unbehandelt zu einer geringeren Lebenserwartung bei.
b) haben eine Schutzwirkung gegen Arteriosklerose, weil sie das Cholesterin aus Zellen und defekten Gefäßwänden wieder aufnehmen können.
c) wird im Darm zu Fettsäuren und Glyzerin gespalten und wird bei Überernährung im Fettgewebe gespeichert.

Niere, Harnwege, Wasser- und Elektrolythaushalt

Harntrakt

Was gehört nicht zum Harntrakt?

a) 2 Nieren (Ren)
b) 2 Harnleiter (Ureter)
c) die Harnblase (Vesica urinaria)
d) die Vorsteherdrüse (Prostata)
e) die Harnröhre (Urethra)

Aufgabe 1
MKK 20.5
BAP Abb. 19.1

Strukturen der Niere

Bitte beschriften Sie die Abbildung mit folgenden Begriffen:

a) Nierenbecken   b) Nierenkelch   c) Nierenarterie
d) Nierenvene   e) Nierenmark   f) Nierenrinde

Aufgabe 2
MKK Abb. 20.3
BAP Abb. 19.3

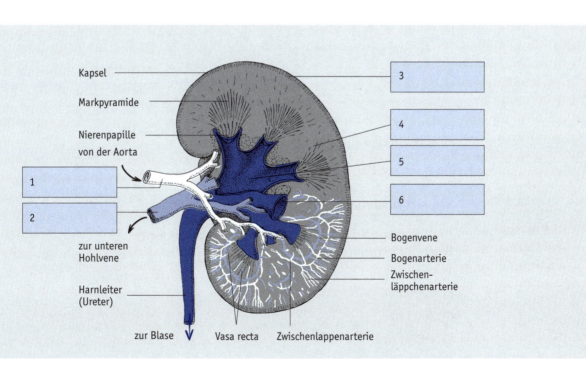

Aufgabe 3
MKK 20.1
BAP 19.1

Niere allgemein

Welche Aussagen über die Niere treffen zu?

a) Die Niere hat die Aufgabe, Stoffwechselendprodukte auszuscheiden.

b) Die Niere reguliert den Elektrolythaushalt und das Säure-Basen-Gleichgewicht.

c) Die Nieren sind jeweils von einer Nierenkapsel umgeben, die sie vor Stoßverletzungen schützt.

d) Im Inneren der Niere liegt das Nierenbecken, das nach außen hin von der Nierenrinde umgeben wird.

Aufgabe 4
MKK 20.1.4 – 20.1.5
BAP 19.1.4 – 19.1.5

Nierenfunktion

Bitte ordnen Sie zu:

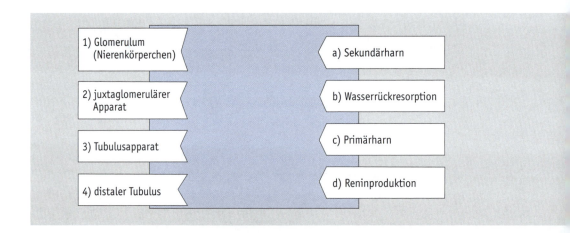

Aufgabe 5
MKK 20.2.2
BAP 19.2.2

Nierendurchblutung

Die Nierendurchblutung muss konstant gehalten werden.
Wie viel Liter Blut fließen täglich durch die beiden Nieren?

a) 500 Liter

b) 800 Liter

c) 1500 Liter

Niere, Harnwege, Wasser- und Elektrolythaushalt

Niere als endokrines Organ

Welche der folgenden Aussagen sind richtig?

a) Die Niere hat neben ihrer Funktion als Ausscheidungsorgan auch Eigenschaften einer Hormondrüse.

b) Ein wichtiges von der Niere gebildetes Hormon ist das Sekretin.

c) Erythropoetin bewirkt eine gesteigerte Neubildung von roten Blutkörperchen im Knochenmark.

d) Renin wird in den Zellen des Harnleiters gebildet.

e) Renin reguliert als Teil des Renin-Angiotensin-Aldosteron-Mechanismus Blutdruck, Natriumhaushalt und Nierendurchblutung.

Aufgabe 6
MKK 20.3
BAP 19.3 +
Tab. 13.18

Filtrationskapazität der Niere

Bitte ergänzen Sie folgenden Text:

Die Glomerulumfiltratmenge, die sämtliche Nierenkörperchen beider Nieren pro Zeiteinheit erzeugen, bezeichnet man als gl...........äre F..........r....... (GFR). Sie beträgt beim jungen Erwachsenen ca. ..... ml pro Minute. Dies entspricht einer Gesamtmenge von .... l Glomerulumfiltrat täglich. Das gesamte Blutplasmavolumen (3 l) wird also etwa 60-mal täglich in den Nieren filtriert.

Aufgabe 7
MKK 20.2.1
BAP 19.2.1

Glomerulärer Blutdruck

Auf wie viel mmHg stellt sich der glomeruläre Blutdruck (Blutdruck im Nierenkörperchen) im Normalfall konstant ein?

a) 20 mmHg   b) 50 mmHg   c) 120 mmHg

Aufgabe 8
MKK 20.2.1
BAP 19.2.1

Urinsediment

Aufgabe 9
MKK Abb. 20.12
BAP Abb. 19.13

Welche Bestandteile eines Urinsedimentes sind relativ sichere Hinweise auf Krankheiten? Und wo sind sie auf der Abbildung?

a) Hefen
b) Bakterien
c) Leukozytenzylinder
d) Erythrozyten
e) Erythrozytenzylinder
f) Leukozyten

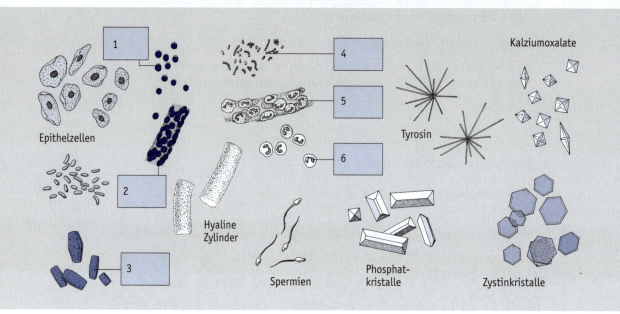

Bestandteile des „gesunden" Urins

Aufgabe 10
MKK 20.4.1
BAP 19.4.1

Was gehört nicht dazu?

a) Harnstoff
b) Glukose
c) Harnsäure
d) Kochsalz
e) Kreatinin
f) Phosphate

Die Harnblase der Frau

Bitte beschriften Sie die Abbildung mit folgenden Begriffen:

a) rechter Harnleiter (Ureter)
b) linker Harnleiter (Ureter)
c) Mündung des linken Ureters
d) innerer Schließmuskel
e) äußerer Schließmuskel
f) Harnröhre (Urethra)

Aufgabe 11
MKK Abb. 20.13
BAP Abb. 19.14

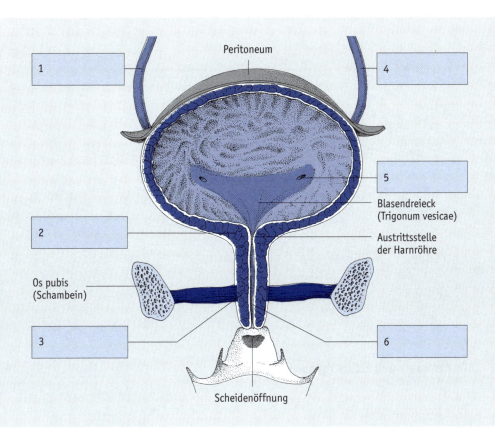

Die Harnblase

Welche Aussagen über die Harnblase treffen zu?

a) Die Harnblase ist ein Hohlorgan.
b) Die Harnblase besteht aus quergestreifter Muskulatur.
c) Von der rechten und linken Niere ausgehend münden die Harnleiter in die Harnblase.
d) Die Urethra leitet den Harn aus dem unteren Teil der Harnblase ab.

Aufgabe 12
MKK 20.5.3
BAP 19.5.3

Blasenkatheter

Aufgabe 13
MKK Abb. 20.16

Bitte benennen sie die Katheter, die auf der Abbildung zu sehen sind.

a) Nelaton Dauerkatheter (Frauen)
b) Nelaton Einmalkatheter
c) Hämaturie-Spülkatheter
d) Tiemann Dauerkatheter

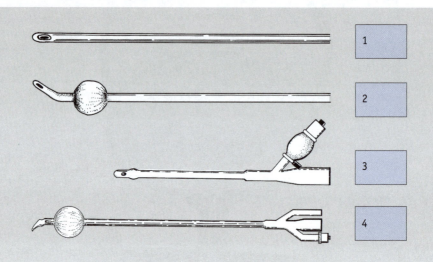

Der Wasser- und Elektrolythaushalt

Aufgabe 14
MKK 20.7 + 20.8
BAP 19.7

Der Wassergehalt des menschlichen Körpers macht etwa ....% des Körpergewichts aus. Ein gesunder Erwachsener nimmt im Schnitt ca. ....ml täglich durch Getränke und ....ml durch feste Nahrung zu sich. Hinzu kommen noch ca. .... ml O...................w.............r. Wird mehr Wasser ausgeschieden als zugeführt, entsteht eine U.................... (D.........................). Dieser Zustand ist meist mit einer H..........n................ie gekoppelt und man spricht daher von einer .... Dehydratation. Die Patienten zeigen Symptome des V....................... Bei Kaliummangel oder -überschuss kommt es zu Störungen der n..........m................ E.............l.............g und H..........rh................gen.

Niere, Harnwege, Wasser- und Elektrolythaushalt

Säure-Basen-Haushalt

Welche Gegenregulationsmechanismen setzt der Organismus ein?

Aufgabe 15
MKK 20.9
BAP 19.9

1) Respiratorische Alkalose
2) Metabolische Alkalose
3) Metabolische Azidose
4) Respiratorische Azidose

a) Verstärkte Abatmung von Kohlendioxid
b) Verringerung der Atemfrequenz
c) Vermehrte H+-Ionen-Ausscheidung durch die Nieren
d) Vermehrte Bikarbonatausscheidung durch die Nieren

Elektrolyte

Bitte tragen Sie das richtige Elektrolyt an der richtigen Stelle ein:

Aufgabe 16
MKK Tab. 20.24
BAP Tab. 19.16

Elektrolyt (Serumnormalwerte)	Bedeutung für den Organismus
.... (135 – 145 mmol/l)	• Häufigstes Kation im Extrazellulärraum • Entscheidendes Kation für den osmotischen Druck im Extrazellulärraum
.... (3,6 – 4,8 mmol/l)	• Häufigstes Ion in den Zellen (Intrazellulärraum) • Wichtige Rolle bei der Entstehung des Aktionspotentials und der Erregungsübertragung im Nervensystem und am Herzen • Hilft beim Insulintransport in die Zelle
.... (2,3 – 2,6 mmol/l)	• Am Aufbau von Knochen und Zähnen beteiligt • Entscheidende Rolle bei der neuromuskulären Erregungsübertragung und bei der Muskelkontraktion
.... (0,7 – 1,1 mmol/l)	• Mitbeteiligung bei der Erregungsüberleitung an den Muskeln
.... (97 – 108 mmol/l)	• Häufigstes Anion im Extrazellulärraum • Entscheidendes Anion für den osmotischen Druck im Extrazellulärraum
.... (0,84 – 1,45 mmol/l)	• Baustein von ATP, Zellmembran und Knochenmineral

Geschlechtsorgane und Sexualität

Aufgabe 1
MKK Abb. 21.1
BAP Abb. 20.1

Männliche Unterleibsorgane

Bitte vervollständigen Sie die Beschriftung der Abbildung:

a) Symphyse
b) Prostata
c) Hoden
d) Hodensack
e) Corpus cavernosum
f) Samenbläschen
g) Nebenhoden
h) Corpus spongiosum

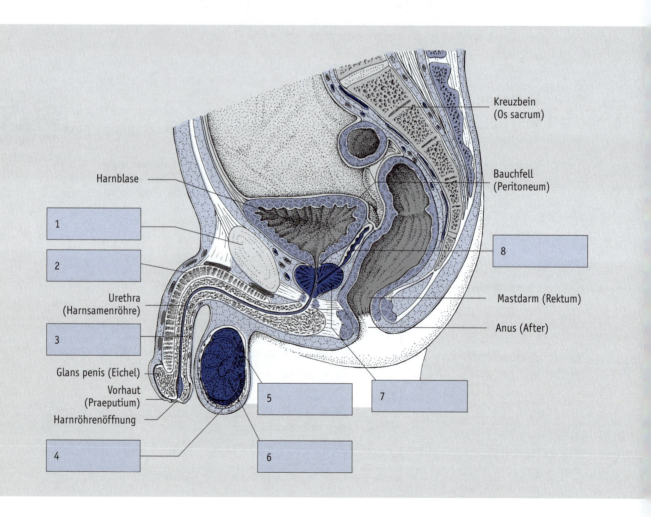

21 Geschlechtsorgane und Sexualität

Männliche Sexualhormone

Welche Wirkung besitzt das Sexualhormon Testosteron?

a) Anregung von Hoden- und Peniswachstum
b) Ausbildung der sekundären männlichen Geschlechtsmerkmale
c) Stimulation des Geschlechtstriebs
d) Förderung des Haarwuchses im Alter
e) Stimulation der Spermienreifung

Aufgabe 2
MKK 21.1.3
BAP 20.1.3

Weibliche Unterleibsorgane

Bitte beschriften Sie die Abbildung mit folgenden Begriffen:

a) Gebärmutter
b) Scheide (Vagina)
c) Eierstock
d) Eileiter
e) Symphyse
f) Harnröhre

Aufgabe 3
MKK Abb. 21.11
BAP Abb. 20.7

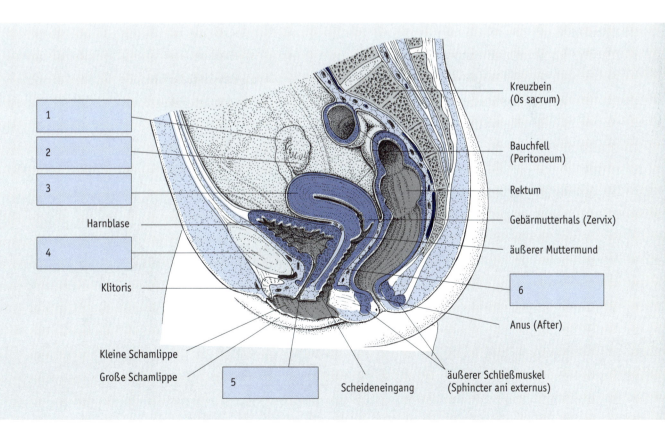

Primäre und sekundäre Geschlechtsmerkmale bei Frau und Mann

Bitte ordnen Sie zu:

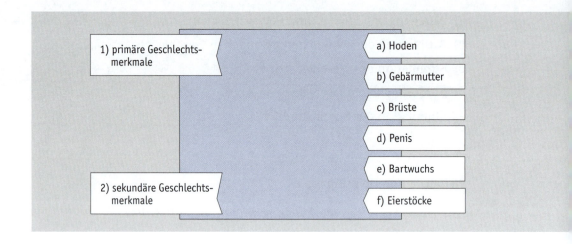

1) primäre Geschlechtsmerkmale
2) sekundäre Geschlechtsmerkmale

a) Hoden
b) Gebärmutter
c) Brüste
d) Penis
e) Bartwuchs
f) Eierstöcke

Eisprung und Ovulation

Bitte beschriften Sie die Abbildung:

a) Eierstock (Ovar) b) Eileiter
c) Tertiärfollikel d) Sekundärfollikel
e) Graaf-Follikel f) Primärfollikel
g) Gelbkörper

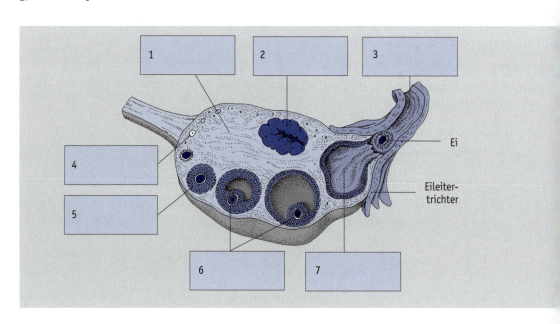

Weibliche Sexualhormone

Bitte ordnen Sie zu:

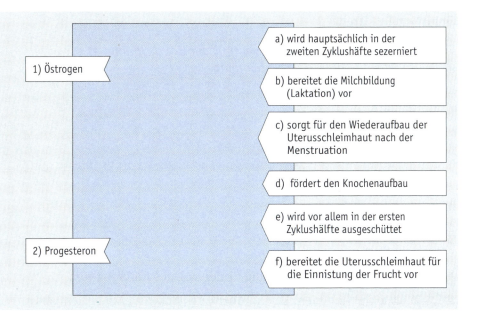

Weibliche Brust und Brustkrebs

Welche Anzeichen können auf einen bösartigen Tumor der weiblichen Brust hinweisen?

a) Verlust der Verschieblichkeit des Drüsengewebes auf dem Brustmuskel

b) Knoten

c) Sekrete, die die Brustwarze absondert

d) Hautveränderungen an der Brust („Orangenhaut", Hauteinziehungen)

Der Menstruationszyklus

Bitte ordnen Sie Zyklusphasen und Zyklustage einander zu:

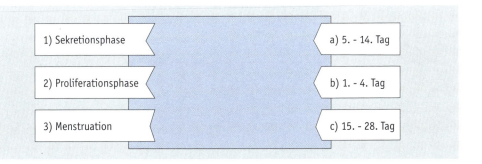

Entwicklung, Schwangerschaft und Geburt

Einnistung der Eizelle

Aufgabe 1
MKK 22.1
BAP 21.1

Etwa an welchen Tagen nach Befruchtung der Eizelle kommt es zur Einnistung der Frucht in die Uterusschleimhaut?

a) 1. – 2. Tag
b) 5. – 6. Tag
c) 10. – 20. Tag

Frühschwangerschaft

Aufgabe 2
MKK 22.2
BAP 21.2

Bitte ergänzen Sie den Text:

Ab der 2. Woche im Uterus wird die Ernährung des Embryos vom T............blast übernommen. Der kindliche Teil der Plazenta besteht aus der Ch............platte, der mütterliche Teil aus der D................ b.........lis. Zwischen dem mütterlichen und dem kindlichen Blut ist die Pl..............sch.............. . Drei Höhlen umgeben den Embryo: der D........s......., die Am.........h........ und die Ch..........h........ . Aus der Amnionhöhle wird die F...........bl........, die Amnionflüssigkeit wird zum Fr...........w............ .

Die drei Keimblätter des Embryos

Aufgabe 3
MKK 22.2.1
BAP 21.2.1

Bitte ordnen Sie die Keimblätter den Organanlagen zu, die sich aus ihnen entwickeln:

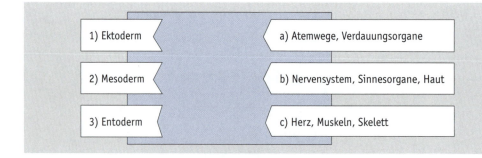

Blutversorgung des Embryos und später des Feten

Bitte ordnen Sie zu:

1) Nabelschnurvene
2) Nabelschnurarterie

a) führt sauerstoffreiches Blut von der Mutter zum Embryo
b) führt sauerstoffarmes Blut vom Embryo zurück in den Kreislauf der Mutter

Aufgabe 4
MKK 22.3
BAP 21.2.2

Die drei Phasen der Geburt

Bitte prüfen Sie folgende Aussagen. Welche sind richtig?

a) Die Eröffnungsphase beginnt mit dem Einsetzen der regelmäßigen Wehentätigkeit. Sie dauert 24 Stunden.

b) Die Austreibungsphase beginnt mit der vollständigen Öffnung des Muttermundes und ist mit der Geburt beendet.

c) Die Nachgeburtsphase setzt mit den Nachwehen wenige Minuten nach der Geburt ein.

d) Die Nachwehen unterstützen die Austreibung der Plazenta.

Aufgabe 5
MKK 22.6
BAP 21.6

Die Plazenta

Welche Aussagen zur Plazenta treffen zu?

a) Die Plazenta stellt die immunologische Barriere zwischen kindlichem und mütterlichem Organismus dar.

b) Sie versorgt das Ungeborene mit Nährstoffen und Sauerstoff.

c) Sie bildet Sexual- und Schwangerschaftshormone.

d) Zum Zeitpunkt der Geburt wiegt die Plazenta ca. 1 kg.

e) Kindliche Stoffwechselprodukte werden über die Plazenta abtransportiert.

Aufgabe 6
MKK 22.2.2
BAP 21.2.2

Die Schwangerschaft

Aufgabe 7
MKK 22.5
BAP 21.5

Bitte ordnen Sie zu:

1) Erstes Trimenon
2) Zweites Trimenon
3) Drittes Trimenon

a) Übelkeit
b) Zunahme des Blutvolumens
c) Müdigkeit
d) Uterus am Rippenbogen
e) Gewichtszunahme ca. 1,5 kg/Monat

Das Wochenbett

Aufgabe 8
MKK Abb. 22.45

Bitte ergänzen Sie folgende Tabelle und zeichnen Sie die Phasen der Uterusrückbildung am 1., 5. und 10. Tag nach der Geburt ein.

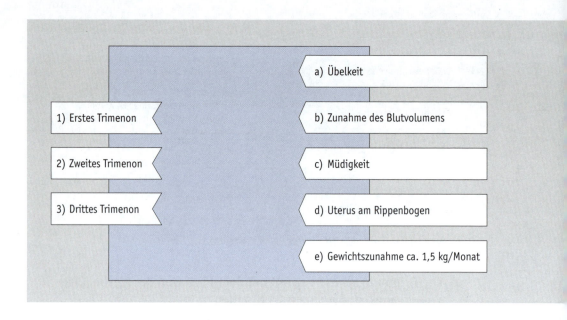

Wochen nach Entbindung	Wochenfluss	Uterusgröße
1. Woche		
Ende der 1. Woche		
Ende der 2. Woche		
Ende der 3. Woche		
nach ca. 4 – 6 Wochen		

Kinder

Das Neugeborene

Wie lange dauert die Neugeborenenperiode?

a) 1 Tag
b) 3 Tage
c) 14 Tage
d) 28 Tage
e) 3 Monate

Aufgabe 1
MKK 23.2
BAP 22.1

APGAR-Untersuchung des Neugeborenen

Was wird innerhalb der ersten Lebensminuten des Kindes untersucht?

a) A...................
b) P...................
c) G...................
d) A...................
e) R...................

Aufgabe 2
MKK 23.2.2
BAP 22.2.1

Frühgeborene

Bitte ergänzen Sie den Text:

Kinder, die vor der vollendeten .... Schwangerschaftswoche zur Welt kommen, werden als F..................orene bezeichnet. Diesen Kindern drohen Erkrankungen und spätere Behinderungen, da alle wichtigen Organe noch mehr oder weniger unreif sind, vor allem L............e, Gef..............stem und Z.......... . Manche Kinder sind auch noch durch Inf.........ionen oder F...........b.....dungen belastet. Ganz entscheidend für das Ausmaß der Anp...................störungen ist die Tr............zeit des Frühgeborenen: je jünger, desto unr.........er. Die häufigsten Komplikationen sind At...............rungen, mangelnde Umstellung des f.........alen Kr........l.......fs mit Herzschwäche, Hirnblutungen oder S.............st.......mangel des Gehirns. Folgen können später z.B. Konz................tions- und L...........störungen, Kra................fälle, H.........- und S.........störungen sein. Positiv auf die weitere Entwicklung des Kindes wirken neben Brutkasten und Sauerstoff vor allem menschliche Wärme, Zuw............ung und Kö............k......takt.

Aufgabe 3
MKK 23.3.1
BAP 22.2.2

Äußere Reifezeichen des Neugeborenen

Aufgabe 4
MKK 23.2.2
BAP 22.2.2

Welche Zeichen zeigen eine abgeschlossene intrauterine Entwicklung des Kindes an (mehrere Antworten sind richtig)?

a) Lanugobehaarung am ganzen Körper

b) rosige bis krebsrote Haut

c) tastbare Ohrknorpel

d) Fußsohlenfalten verlaufen nur im Bereich der Zehen

e) Hoden sind im Hodensack bzw. große Schamlippen bedecken die kleinen Schamlippen

f) Käseschmiere

Anpassung an das extrauterine Leben

Aufgabe 5
MKK 23.2.1
BAP 22.2.1

Damit die Umstellung zum „selbstständigen Überleben" des Neugeborenen erfolgreich ist, sind komplexe Veränderungen nötig. Bitte lösen Sie zu diesem Thema das nachfolgende Silbenrätsel:

bo - duc - fac - fo - ik - ko - le - li - me - men - ni - o- pie - pho - ra - ra - rus - sur - tal - tant - te - the - to - tus - um - va

a) Mit dem ersten Atemzug füllt sich die Lunge mit Luft, die Lungenbläschen werden entfaltet. Der .... Faktor sorgt dafür, dass sie nicht gleich wieder zusammenfallen.

b) Die direkte Verbindung im fetalen Kreislauf zwischen rechtem und linkem Vorhof, das .... , wird durch den nun ansteigenden Druck im linken Vorhof zugepresst.

c) Kurze Zeit später verschließt sich auch die Verbindung zwischen Truncus pulmonalis und Aorta, der .... arteriosus ....

d) Der erste Stuhlgang des Kindes wird als .... bezeichnet; er sollte spätestens 24 Stunden nach der Geburt erfolgen.

e) Da die Leberenzyme des Neugeborenen noch nicht voll ausgebildet sind, kann anfangs das Bilirubin häufig nicht ausreichend abgebaut werden. Es kommt zum Neugeborenen-..................... .

f) Eine mehrtägige .... z.B. auf einer so genannten Lichtmatte hilft, das angereicherte Bilirubin wieder abzubauen.

Kinder

Säuglingsernährung

Welche Aussagen über die Vorteile des Stillens sind richtig?

a) Muttermilch enthält Abwehrstoffe (v.a. IgA-Antikörper), die den Säugling vor Infektionen schützen.

b) Stillen ermöglicht intensivsten Kontakt zwischen Mutter und Kind.

c) Muttermilch ist nicht mit Schadstoffen belastet.

d) Frühzeitiger Kontakt mit Kuhmilchprodukten kann eine Milchallergie auslösen, aus diesem Grund sollten Säuglinge mit Allergieproblemen möglichst lange gestillt werden.

e) Stillen ist die hygienischste und preisgünstigste Art der Säuglingsernährung.

Aufgabe 6
MKK 23.4.1
BAP 22.2.3

Meilensteine der Entwicklung

Bitte ordnen Sie die charakteristischen Merkmale den jeweiligen Altersstufen zu:

Aufgabe 7
MKK 23.5.2
BAP 22.3.2

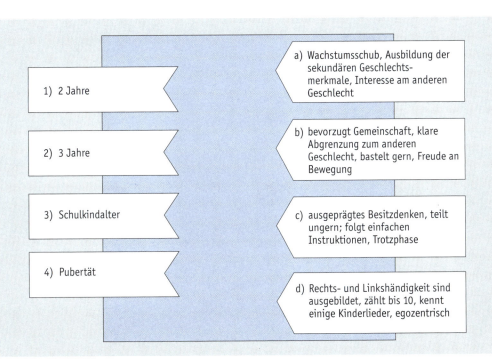

1) 2 Jahre
2) 3 Jahre
3) Schulkindalter
4) Pubertät

a) Wachstumsschub, Ausbildung der sekundären Geschlechtsmerkmale, Interesse am anderen Geschlecht

b) bevorzugt Gemeinschaft, klare Abgrenzung zum anderen Geschlecht, bastelt gern, Freude an Bewegung

c) ausgeprägtes Besitzdenken, teilt ungern; folgt einfachen Instruktionen, Trotzphase

d) Rechts- und Linkshändigkeit sind ausgebildet, zählt bis 10, kennt einige Kinderlieder, egozentrisch

Die motorische Entwicklung des Kleinkindes

Aufgabe 8
MKK Abb. 23.13
BAP Abb. 22.11

In welchem Alter sollte das Kleinkind die folgenden Tätigkeiten im Rahmen einer „normalen" Entwicklung spätestens durchführen können?

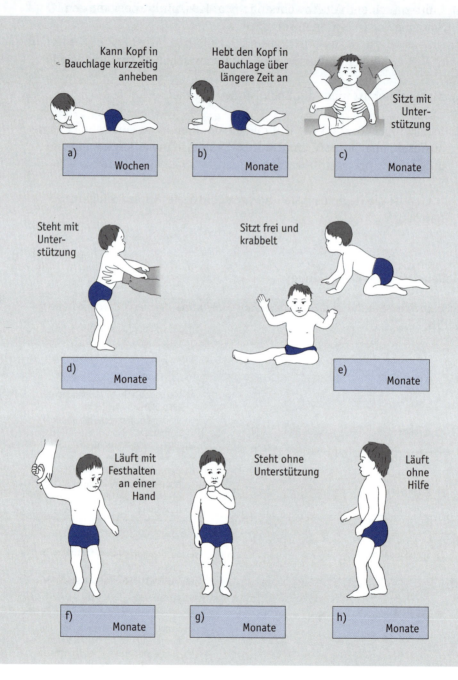

Kinderkrankheiten

Bitte lösen Sie das nachfolgende Rätsel:

Aufgabe 9
MKK 23.6

1) Infektion, die beim ersten Kontakt mit den Erregern zur Erkrankung führt, aber nach Überstehen meist eine langdauernde (evtl. lebenslange) Immunität hinterlässt.

2) Durch .... sind diese Krankheiten hier selten geworden.

3) Typische Kinderkrankheit mit juckenden Bläschen, Pöckchen und Pusteln; die Zweitinfektion im Alter kann als Gürtelrose auftreten.

4) Häufigste Todesursache im Säuglingsalter ist der plötzliche ...., der meist in der Schlafphase ohne jegliche Vorwarnung eintritt.

5) Schwere bakterielle Infektion mit stakkatoähnlichen Hustenanfällen; Säuglinge können aber auch mit Atempausen reagieren, die zum Tod führen können.

6) Heute leiden etwa 15% der Grundschulkinder an einer ...., die sich als Heuschnupfen, Asthma bronchiale oder Neurodermitis äußert.

7) Früher weit verbreitete Krankheit, die auf ein gestörtes Knochenwachstum aufgrund eines Vitaminmangels zurückzuführen ist.

8) Virale Infektionen mit rosaroten Flecken, Erkältungssymptomen, anfangs geschwollenen Lymphknoten im Nacken; im Kindesalter meist ungefährlich, jedoch fatale Folgen bei Erkrankung einer schwangeren Frau innerhalb der ersten 3 Monate der Schwangerschaft.

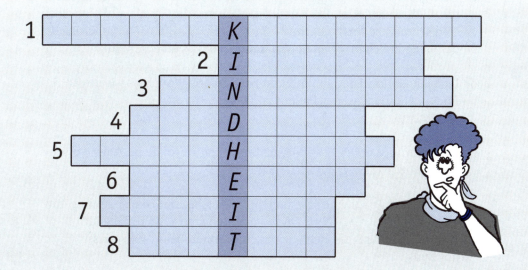

Der ältere Mensch

Alterungsvorgänge

Welche Aussage trifft nicht zu?

Alterungsvorgänge

a) sind für alle Lebewesen gültig.

b) lassen sich durch lebenslange Schonung hinauszögern.

c) sind nicht umkehrbar (irreversibel).

d) führen zu einer verminderten Anpassungsfähigkeit des Individuums.

e) sind für jede Art genetisch vorherbestimmt, d.h. für jede Art lässt sich eine maximale Lebenserwartung festlegen.

Veränderungen der Organsysteme im Alter

Zu den typischen Organveränderungen des alten Menschen lösen Sie bitte folgendes Silbenrätsel:

al - ar - ar - de - em - in - kon - nenz - ob - pa - phy - pres - rio - ro - se - se - sem - siv - skle - sti - te - ters - thro - ti - tion

a) Ursache der typischen Gefäßveränderungen im Alter ist die ....

b) Die Abnahme der Lungenelastizität führt zum ....; sie bewirkt eine Verschlechterung der Lungenfunktion.

c) Osteoporose, Bewegungsmangel und lebenslange unzureichende Kalziumzufuhr verstärken den Knochenabbau im Alter. Viele alte Menschen sind schmerzbedingt aufgrund von ...., d.h. Veränderungen der Gelenkflächen, erheblich in ihrer Mobilität eingeschränkt.

d) Jede länger dauernde Immobilität beeinträchtigt auch das seelische Befinden. Häufig wird der Patient zunehmend passiv und .... verstimmt.

e) Veränderungen der Darmflora bedingen teilweise die im Alter typische Neigung zur ....

f) Ein häufiges Problem ist die abnehmende Blasenmuskelspannung, die zu .... führt. Diese Patienten sind sehr anfällig für Harnwegsinfekte, die sich u.a. durch Brennen beim Wasserlassen äußern.

Aufgabe 1
MKK 24.1.1
BAP 23.1

Aufgabe 2
MKK 24.2
BAP 23.2

24 Der ältere Mensch

Biographisches und biologisches Alter

Bitte ordnen Sie zu:

Aufgabe 3
MKK 24.1.5
BAP 23.1.4

1) Biographisches Alter — a) Maß für die gegenwärtige gesundheitliche Situation

2) Biologisches Alter — b) Am Kalender ablesbares Alter

Probleme im Alter

Bitte lösen Sie das folgende Rätsel:

Aufgabe 4
MKK 24.3 – 24.4
BAP 23.3 – 23.4

1) Viele alte Menschen klagen über einen gestörten ....-Wach-Rhythmus; sinnvoller als Tabletten ist eine Umstellung des Lebensrhythmus.

2) Symptome der Demenz sind zunächst Gedächtnisstörungen, später auch Veränderungen der ....

3) Zunächst bestehen oft erhebliche Störungen der .... zu Zeit, Ort und Person, da das Erinnerungsvermögen beeinträchtigt ist. Häufige Wiederholung dieser Angaben und Orientierungstafeln helfen dem Patienten, sich zurechtzufinden.

4) Häufigste Einzelursache von Pflegebedürftigkeit im Alter.

5) Bewusstseinsstörung mit Desorientiertheit, Denkstörungen und Gedächtnisstörungen.

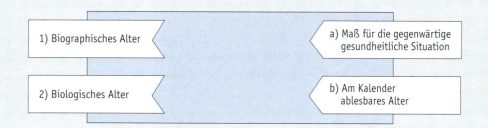

Aufgabe 5
MKK 24.5
BAP 23.2.5

Medikamentenstoffwechsel (Pharmakokinetik) im Alter

Welche Aussage trifft zu?

a) Alte Patienten müssen wegen des langsameren Stoffwechsels die doppelte Menge eines Medikamentes erhalten, damit die ausreichende therapeutische Wirkung erzielt wird.

b) Die Nierenausscheidung ist im Alter deutlich beschleunigt und daher werden höhere Medikamentendosen benötigt als bei jüngeren Patienten.

c) Beim alten Menschen ist die Ausscheidung über die Niere für viele Medikamente verzögert, daher kann bei einer unangepassten Dosierung von Medikamenten eine Anreicherung bis hin zur Medikamentenvergiftung drohen.

d) Es besteht kein Unterschied in der Ausscheidungsleistung der Niere bei alten Menschen im Vergleich zur Ausscheidungsleistung der Niere bei jungen Menschen.

Aufgabe 6
MKK 24.2.3
BAP 23.4.1

Probleme durch Immobilität

Mit welchen Gesundheitsrisiken ist Bettlägerigkeit verbunden?

a) Dekubitus
b) Lungenentzündung
c) Magengeschwür
d) Darmverstopfung
e) Thrombose
f) Muskelatrophien

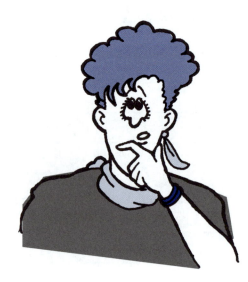

24 Der ältere Mensch

Stürze im Alter

Stürze gefährden alte Menschen. Welche von den folgenden Aussagen trifft nicht zu?

a) Die überwiegende Zahl der Stürze alter Menschen im Krankenhaus passieren in der ersten Woche nach Einweisung.

b) Schwindel, Synkopen und der Wechsel in eine unbekannte Umgebung fördern Stürze.

c) Das Risiko für einen Sturz lässt sich mindern, wenn die Pflegenden mit den Patienten z.B. den Gang zur Toilette oder das Ertasten des Lichtschalters im Dunkeln üben.

d) Die Hälfte aller älterer Patienten, die nach einem Sturz zu Hause ins Krankenhaus eingewiesen werden, stirbt innerhalb des darauf folgenden Jahres.

e) Wenn alte Menschen im Krankenhaus häufig alleine gelassen werden, ereignen sich Stürze am seltensten, weil dann die Ablenkung am geringsten ist.

Aufgabe 7
MKK 24.2.3
BAP 23.4.2

Typische Symptome einer Demenz

Bitte ergänzen Sie die fehlenden Buchstaben:

a) Störungen der M......fä.......it.
b) Verlust des T....-N.......-R.......mus.
c) I..........res......lo........t.
d) Fehlen von G........hl........gun.....en.
e) R.....b....rk...t und A...r......vi.......ät.
f) A....thie.
g) I.....ko.........nenz.
h) G.........gst...........ungen.

Aufgabe 8
MKK 24.4.2
BAP 23.4.5

Psychologie und Psychiatrie – Grundbegriffe und Leiterkrankungen

Gedächtnis

Bitte ordnen Sie zu:

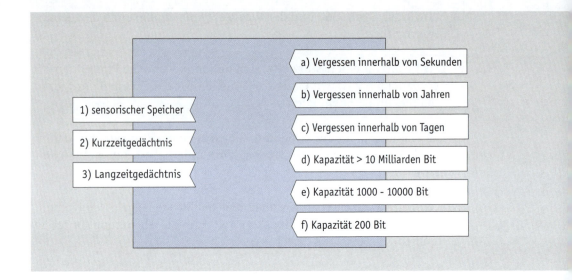

Angst und ihre Bewältigung

Welche Aussage ist falsch?

a) Angst bezeichnet den emotionalen Erregungszustand, der eintritt, wenn eine Situation als physisch oder psychisch bedrohlich erlebt wird.

b) Körperlich können sich Angstzustände u.a. in hoher Pulsfrequenz, Zittern, Übelkeit bis hin zum Verlust der Schließmuskelkontrolle äußern. Sie ist immer mit einer allgemeinen Anspannung gekoppelt.

c) Angstreaktionen werden ausgelöst, wenn der Betroffene nicht ausreichend über das erlebte oder zu erwartende Ereignis informiert ist.

d) Eine wesentliche Maßnahme der erfolgreichen Angstbewältigung ist die Unterdrückung und Verdrängung der Angst.

e) Angst kann reduziert werden, indem der Betroffene über Ereignis und Konsequenzen aufgeklärt wird. Die mit der Angst verbundenen Spannungszustände werden oft bereits mit persönlicher Zuwendung und beruhigendem Zureden gemildert.

Neurosen

Bitte ordnen Sie zu:

Aufgabe 3
MKK 25.6

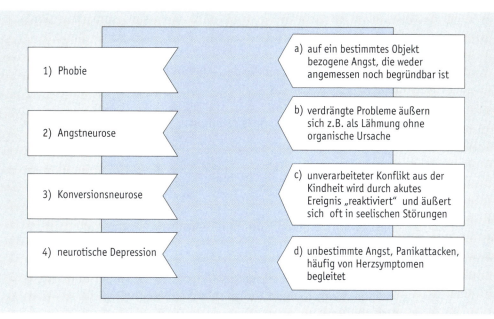

1) Phobie
2) Angstneurose
3) Konversionsneurose
4) neurotische Depression

a) auf ein bestimmtes Objekt bezogene Angst, die weder angemessen noch begründbar ist
b) verdrängte Probleme äußern sich z.B. als Lähmung ohne organische Ursache
c) unverarbeiteter Konflikt aus der Kindheit wird durch akutes Ereignis „reaktiviert" und äußert sich oft in seelischen Störungen
d) unbestimmte Angst, Panikattacken, häufig von Herzsymptomen begleitet

Der psychische Befund

Bei plötzlich aufgetretenen Störungen welcher psychischen Funktionen sollte umgehend ein Arzt informiert werden?

Aufgabe 4
MKK 25.3

a) Bewusstseinslage
b) Denken
c) Orientierung
d) Affektivität (Stimmungslage)
e) Gedächtnisfunktion

Psychosen

Bitte ordnen Sie zu:

Aufgabe 5
MKK 25.7.1–25.7.2

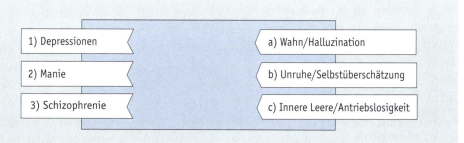

1) Depressionen
2) Manie
3) Schizophrenie

a) Wahn/Halluzination
b) Unruhe/Selbstüberschätzung
c) Innere Leere/Antriebslosigkeit

Kommunikation

Aufgabe 6
MKK 25.1.4

Bitte lösen Sie zu diesem Thema das folgende Silbenrätsel:

ak - ba - che - der - fall - in - kör - le - mi - mik - per - sen - spra - ter - tion - ton - ver

a) Zielgerichteter, wechselseitiger Austausch von Informationen zwischen Individuen: ....

b) Kommunikation setzt voraus, dass es einen .... gibt und einen Empfänger.

c) Zur menschlichen Kommunikation gehören .... und nonverbale Ebenen.

d) Die Signale der nonverbalen Kommunkation werden als .... zusammengefasst.

e) Die Emotionen Freude, Überraschung, Furcht, Wut, Trauer und Ekel werden in allen menschlichen Kulturen auf gleiche Art über die .... ausgedrückt.

f) Das akustische Signal der Körpersprache, das uns Auskunft gibt über die Gemütslage des Senders, ist der ....

Abwehrmechanismen

Aufgabe 7
MKK Abb. 25.2.2

Bitte ordnen Sie den Definitionen und Beispielen die entsprechenden Abwehrmechanismen zu

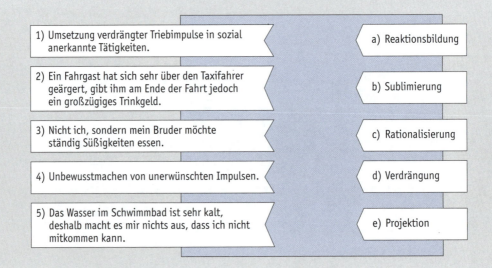

Psychologie und Psychiatrie – Grundbegriffe und Leiterkrankungen

Psychische Grundfunktionen

Welche der aufgeführten Begriffe gehören nicht zu den psychischen Grundfunktionen?

Aufgabe 8
MKK 25.3

a) Gedächtnisfunktionen
b) Wahrnehmungsstörungen
c) Orientiertheit
d) Bewusstseinslage
e) Halluzinationen

Psychopharmaka

Bitte ordnen Sie die nachfolgenden Medikamente ihrem Wirkspektrum zu:

Aufgabe 9
MKK Abb. 25.17

a) Antidepressiva   b) Neuroleptika
c) Stimulantien   d) Tranquilizer

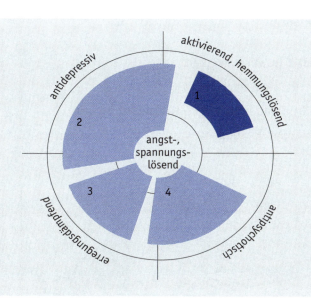

Notfälle

Die 5 W des Notrufs

In der akuten Notfallsituation muss der Notruf 5 wichtige Informationen umfassen (5 mal W). Welche Punkte sind überflüssig?

a) Wo geschah es?

b) Was geschah?

c) Warum geschah es?

d) Wie viele Verletzte hat es gegeben?

e) Wie heißen die Verletzten?

f) Welche Art von Verletzungen haben die Verletzten?

g) Warten auf Rückfragen

Aufgabe 1
MKK 26.3.2

Lagerungsformen

Bei welchen Notfallsituationen wird welche Lagerung vorgenommen? Bitte ordnen Sie zu:

a) Schock und Bewusstlosigkeit

b) Atemnot, kardiogener Schock

c) Schock, Blutvolumenmangel, Kreislaufschwäche

d) Wirbelsäulenverletzung

Aufgabe 2
MKK 26.6 +
Abb. 26.13

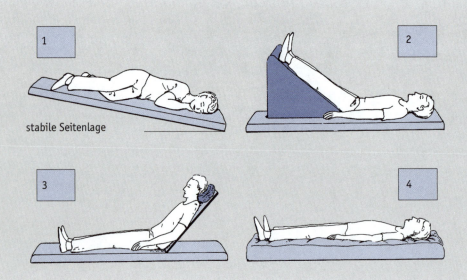

1 stabile Seitenlage

2

3

4

26 Notfälle

Prüfung der Vitalfunktionen

Welche Punkte gehören in der akuten Notfallsituation nicht zur Prüfung der lebenswichtigen Funktionen des Körpers?

Aufgabe 3
MKK 26.3

a) Prüfung des Bewusstseins
b) Frage nach Hunger bzw. letzter Nahrungsaufnahme
c) Prüfung der Atmung
d) Prüfung von Puls und Kreislaufsituation
e) Prüfung der Reflexe
f) Prüfung der Sensibilität

Sofortmaßnahmen

Bitte setzen Sie die Begriffe an die richtigen Stellen im Diagramm:

Aufgabe 4
MKK Abb. 26.11

a) stabile Seitenlage
b) 2 x Atemspende
c) Atemspende fortführen bis Atmung einsetzt
d) Hilfeleistung nach Notwendigkeit (z.B. Verbände)
e) Atemkontrolle
f) Herz-Lungen-Wiederbelebung (Kardiopulmonale Reanimation)
g) Suche nach Zeichen einer Kreislauffunktion („Lebenszeichen")
h) Notruf

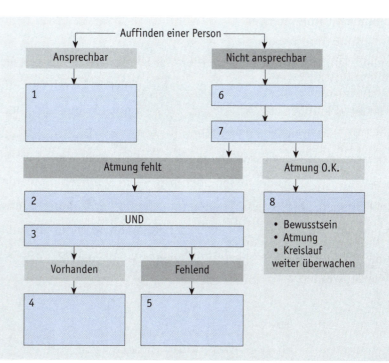

Knochenbrüche

Aufgabe 5
MKK 26.6

Bitte ordnen Sie zu:

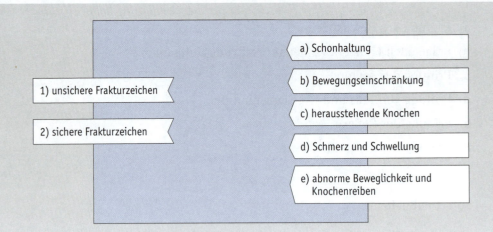

Wiederbelebung in der Klinik

Aufgabe 6
MKK 26.8

Bei einer Reanimation wird in der Reihenfolge der ABCD-Regel vorgegangen. Was verbirgt sich hinter diesen Buchstaben?

a) A: .... b) B: ....
c) C: .... d) D: ....

Erste Hilfe bei Verbrennungen

Aufgabe 7
MKK 26.9.6

Über ausgedehnte Brandwunden verliert der Körper große Mengen an G....................keit mit Proteinen und Elektrolyten. Durch den Flüssigkeitsverlust kann es zum V....................schock kommen. Je nach Grad der Verbrennung ist die Haut durch R................, Bl....................ung oder tiefergehende Gewebsschädigungen betroffen. Brennende Personen müssen mit .... übergossen oder in D............ eingehüllt werden, um die Flammen zu ersticken. Verbrennungen und Verbrühungen müssen rasch und nachhaltig g................t werden mit kaltem Wasser über mindestens ...... Minuten. Keinesfalls dürfen S............, P.......... oder Sp.......... angewendet werden.

Stabile Seitenlagerung

Bitte ordnen Sie die folgenden mit Buchstaben versehenen Darstellungen durch

Nummerieren in die richtige Reihenfolge:

Aufgabe 8
MKK Abb. 26.2

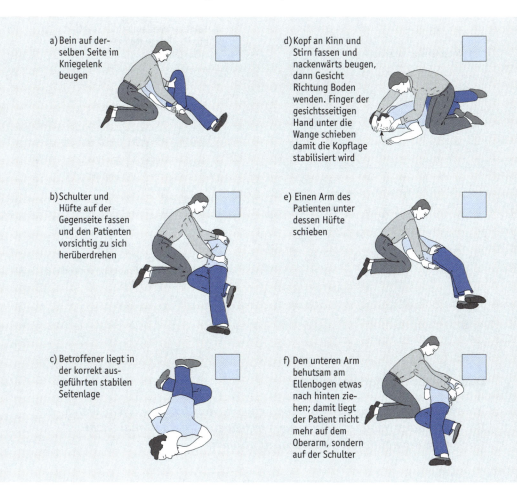

a) Bein auf derselben Seite im Kniegelenk beugen

b) Schulter und Hüfte auf der Gegenseite fassen und den Patienten vorsichtig zu sich herüberdrehen

c) Betroffener liegt in der korrekt ausgeführten stabilen Seitenlage

d) Kopf an Kinn und Stirn fassen und nackenwärts beugen, dann Gesicht Richtung Boden wenden. Finger der gesichtsseitigen Hand unter die Wange schieben damit die Kopflage stabilisiert wird

e) Einen Arm des Patienten unter dessen Hüfte schieben

f) Den unteren Arm behutsam am Ellenbogen etwas nach hinten ziehen; damit liegt der Patient nicht mehr auf dem Oberarm, sondern auf der Schulter

Blutstillung

Welche der folgenden Aussagen sind richtig?

Aufgabe 9
MKK 26.3.4 +
Abb. 26.3

a) Verliert ein Erwachsener 1 Liter Blut oder mehr, so besteht Schockgefahr.

b) Zum Stillen einer Blutung reicht das Abdrücken von Arterien mit dem Daumen immer aus.

c) Die blutende Extremität muss hoch gelagert werden.

d) Wird die blutende Extremität nicht abgebunden, so drohen Thrombose sowie Gewebs- und Nervenschädigung.

Schockformen

Aufgabe 10
MKK 26.5

Bitte ordnen Sie zu:

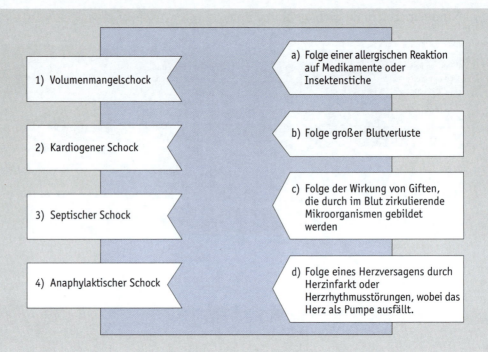

1) Volumenmangelschock
2) Kardiogener Schock
3) Septischer Schock
4) Anaphylaktischer Schock

a) Folge einer allergischen Reaktion auf Medikamente oder Insektenstiche
b) Folge großer Blutverluste
c) Folge der Wirkung von Giften, die durch im Blut zirkulierende Mikroorganismen gebildet werden
d) Folge eines Herzversagens durch Herzinfarkt oder Herzrhythmusstörungen, wobei das Herz als Pumpe ausfällt.

Erkennen eines Schockpatienten

Aufgabe 11
MKK 26.5

An welchen Symptomen erkennt man einen Schockpatienten? Die ersten Buchstaben der richtigen Antworten ergeben eine international wichtige Buchstabenkombination für Notfallsituationen:

a) Schneller Puls (mehr als 100 Schläge/Min.), der immer schwächer wird und schließlich kaum noch zu tasten ist.
b) Ansteigen des Blutdrucks auf 180 mmHg
c) Feuerrotes Gesicht
d) Oligurie (Verminderung der Harnausscheidung)
e) Lebhaftigkeit bis zum Delirium
f) Starkes Durstgefühl
g) Heiße und trockene Haut

Wundversorgung im Notfall

Zur Wundversorgung im Rahmen der Ersten Hilfe durch einen nichtärztlichen Helfer gehört nicht:

Aufgabe 12
MKK 26.6

a) Auftragen von Salben auf Verätzungen

b) Ausgiebiges Kühlen von Verbrennungen mit Wasser

c) Nähen einer Platzwunde

d) Auswaschen von Bisswunden durch Tiere unter Verwendung einer Seifenwasser-Lösung zur Vorbeugung gegen eine Tollwutinfektion

Defibrillation

Die Defibrillation ist eines der wichtigsten Verfahren in der Notfallmedizin. Bitte ergänzen Sie folgende Sätze:

Aufgabe 13
MKK 26.7

Zeigt das EKG einen unkoordinierten ...., der einem Stillstand des .... vorausgeht, so ist eine Defibrillation angezeigt. Dabei werden breitflächige .... auf den nackten Brustkorb gesetzt. Sie leiten einen .... in das Herz, der den koordinierten Herzrhythmus wiederherstellt. Dies muss schnell geschehen, denn mit jeder verstreichenden Minute sinkt die Wahrscheinlichkeit einer erfolgreichen Wiederbelebung um ....Prozent.

Hirnorganische Krampfanfälle

Eine Person erleidet einen Krampfanfall und fällt hin. Welche von den folgenden Maßnahmen ergreifen Sie?

Aufgabe 14
MKK 26.9.4

a) Einen Arzt herbeirufen, der Diazepam (Valium®) intravenös injiziert.

b) Einen Keil oder eine Mullbinde zwischen die Zähne schieben, um einen Zungenbiss zu vermeiden.

c) Den Kopf des Krampfenden weich lagern.

d) Die krampfenden Arme und Beine des Betroffenen festhalten.

Aufgabe 15
MKK 26.10.1

Kanülenverletzung

Silbenrätsel:

an - B - del - fek - fung - hand - he - he - imp - in - ka - kap - kör - na - nis - on - pa - pe - per - plas - schu - schutz - stich - ter - ter - ti - ti - ti - ti - tis - tik - tis

1) Sollten bei der Blutabnahme als Schutz vor Kontakt der Hände mit Blut getragen werden. ....

2) Kann den Finger des Blutabnehmers verletzen. ....

3) Sollte nach der Injektion nicht wieder über die Kanüle gezogen werden. ....

4) Hier hinein werden die Kanülen sofort nach der Blutabnahme geworfen. ....

5) Kann durch Blutkontakt mit verletzter Haut geschehen. ....

6) Kann dabei (s. 5) übertragen werden. Schädigt die Leber. ....

7) Kann vor Krankheit unter 6), aber nicht vor HIV schützen. ....

8) Sollte nach Ansteckungsverdacht im Labor bestimmt werden. ....

Lösungen

Kapitel 1

Aufgabe 1 a, b, c

Aufgabe 2
Stoffwechsel, Gewebe, Organ, Organsysteme

Aufgabe 3
Atmungssystem, Herz-/Kreislaufsystem, Harntrakt

Aufgabe 4 b, d, e

Aufgabe 5

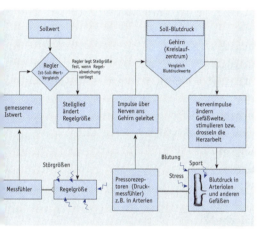

Aufgabe 6
a, b, e

Aufgabe 7
1 c, 2 i, 3 h, 4 k, 5 a, 6 b, 7 g, 8 d, 9 f, 10 m, 11 e, 12 l

Kapitel 2

Aufgabe 1 1 c, 2 b, 3 a

Aufgabe 2
Elektrolytlösung, sauer, basisch, Kathode, Anode

Aufgabe 3
H-Ionen, OH-Ionen, neutral, H-Ionen, Säure, kleiner, pH-wert, Puffer, aufnehmen, abgeben, Kohlensäure/Bikarbonat

Aufgabe 4 e

Aufgabe 5 1 c, 2 d, 3 b, 4 e, 5 a

Aufgabe 6 a, c, d, e

Aufgabe 7
1 a, 2 d, 3 c, 4 b

Aufgabe 8 a, c

Aufgabe 9
1) Adenin + 3) Thymin
2) Guanin + 4) Cytosin

Kapitel 3

Aufgabe 1
1 b, 2 c, 3 e, 4 f, 5 a, 6 d

Aufgabe 2
1 d, 2 c, 3 a, 4 b

Aufgabe 3
Diffusion, Konzentrationsgefälles, semipermeable, Osmose, keine

Aufgabe 4

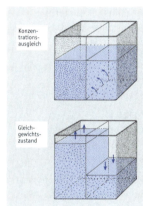

Aufgabe 5
Proteinbiosynthese, Transkription, messenger-RNA, Aminosäure, Translation, Proteinkette, Ribosomen, Gen

Aufgabe 6
1) a, c, d, f, h
2) b, e, g, i

Aufgabe 7 1 b, 2 a, 3 c

Aufgabe 8
1) Genotyp
2) Heterozygot
3) Dominant
4) Genetik
5) Homozygot
6) Intermediaer
7) Rezessiv
8) Phaenotyp

Kapitel 4

Aufgabe 1
Epithelgewebe, Binde- und Stützgewebe, Muskelgewebe, Nervengewebe

Aufgabe 2 1 b, 2 c, 3 a

Aufgabe 3
1) b, c
2) a, d

Aufgabe 4
Chondrozyten, Grundsubstanz, Stoffwechselaktivität, hyaliner, elastischer, Faserknorpel

Aufgabe 5 b, c

Aufgabe 6
1 c, 2 d, 3 b, 4 a

Aufgabe 7 a, b, d

Aufgabe 8 b, c, d, e

Aufgabe 9
1 b, 2 a, 3 c, 4 d, 5 e

Kapitel 5

Aufgabe 1
1) b, c, d, g
2) a, e, f

Aufgabe 2
1) Fibrose
2) Kalkablagerung
3) Nekrose
4) Exsudat
5) Noxen
6) Gangraen

Aufgabe 3 c, e

Aufgabe 4
a) Funktionsverlust
b) Schmerz
c) Schwellung
d) Rötung
e) Überwärmung

Aufgabe 5
gutartiger Tumor: a, c, e, h
bösartiger Tumor: b, d, f, g

Aufgabe 6
a) Tumorentfernung
b) Strahlenbehandlung
c) Chemotherapie
d) Hormontherapie
e) Immuntherapie
f) Naturheilverfahren

Aufgabe 7
2 a, 5 b, 7 c, 4 d, 3 e, 1 f, 6 g

Aufgabe 8 b

Kapitel 6

Aufgabe 1 e

Aufgabe 2
1) a, c
2) b, d

Aufgabe 3 b

Aufgabe 4
1 a, 2 d, 3 b, 4 c

Aufgabe 5
1 b, 2 c, 3 e, 4 d, 5 a

Aufgabe 6
1) c, d, e
2) a, b

Aufgabe 7
1) Staphylokokken: Abszess, Osteomyelitis
2) Streptokokken: Scharlach, Angina
3) Pneumokokken: Lungenentzündung, Meningitis
4) Escherichia coli: Harnwegsinfekt, Lebensmittelvergiftung
5) Salmonellen: Gastroenteritis, Typhus

Aufgabe 8
a) Anaphylaxie
b) Histamin
c) zytotoxisch
d) Transplantat
e) Immunkomplex
f) Komplement
g) Zytokine
h) Kontaktallergie

Aufgabe 9
a) Schmierinfektion
b) Tröpfcheninfektion
c) orale Infektion
d) parenterale Infektion
e) sexuelle Infektion

Aufgabe 10
d) Inkubationsphase

Aufgabe 11
Viren, Erbgut, Virushülle, Stoffwechsel, Wirtszelle, Viruspartikel, synthetisieren, infizieren

Aufgabe 12 d

Kapitel 7

Aufgabe 1 1 c, 2 a, 3 b

Aufgabe 2
1 e, 2 c, 3 f, 4 d, 5 a, 6 g, 7 b

Aufgabe 3 c, d, e

Aufgabe 4
1 a, 2 d, 3 b, 4 c, 5 e

Aufgabe 5 1 a, 2 c, 3 d

Aufgabe 6
1 b, 2 a, 3 d, 4 c

Aufgabe 7
Nervenzellen, Motoneuron, motorische Endplatte, Acetylcholin, Aktin- und Myosinfilamente, kontrahieren, Refraktärperiode

Aufgabe 8
a) Agonist, b) Ursprung, c) Muskelbauch, d) Synergisten, e) Myoglobin, f) Motoneuron, g) Acetylcholin

Aufgabe 9 1 c, 2 a, 3 b

Aufgabe 10 1 a, 2 c, 3 b

Aufgabe 11
Schwinden, Inaktivität, reversibel, neurogene

Aufgabe 12
Gleichgewicht, Knochenaufbau, Osteoklasten, Kalzium, Osteoporose

Kapitel 8

Aufgabe 1
1 a, 2 c, 3 b, 4 g, 5 h, 6 d, 7 e, 8 e, 9 f, 10 f

Aufgabe 2 d

Aufgabe 3 1 b, 2 c, 3 a

Aufgabe 4
1 e, 2 d, 3 f, 4 a, 5 g, 6 b, 7 h, 8 c

Aufgabe 5 b

Aufgabe 6 c

Aufgabe 7
1 a, 2 b, 3 c, 4 e, 5 g, 6 d, 7 f

Aufgabe 8
a) 7 Wirbel, b) 12 Wirbel, c) 5 Wirbel
Kreuzbein, Sakralwirbeln, Steißwirbel, Steißbein

Aufgabe 9
1 c, 2 d, 3 e, 4 f, 5 b, 6 a, 7 b, 8 a

Aufgabe 10
1 b, 2 d, 3 c, 4 a

Aufgabe 11 2

Aufgabe 12 a, d, e

Aufgabe 13
1 a, 2 d, 3 c, 4 b, 5 e, 6 f

Aufgabe 14
1 b, 2 d, 3 a, 4 c

Aufgabe 15 c

Aufgabe 16
1 g, 2 a, 3 e, 4 b, 5 h, 6 d, 7 f, 8 c

Aufgabe 17 d

Aufgabe 18
1 b, 2 a, 3 c, 4 e, 5 h, 6 d, 7 g, 8 f

Aufgabe 19
1 a, 2 b, 3 c, 4 e, 5 f, 6 d

Aufgabe 20 d

Aufgabe 21
1) c, d, f
2) a, b, e

Aufgabe 22 a

Aufgabe 23
1 b, 2 a, 3 d, 4 c

Aufgabe 24
1) b, d, e
2) a, c

Aufgabe 25
1 e, 2 d, 3 c, 4 b, 5 a

Aufgabe 26
1) a, d
2) b, c

Kapitel 9

Aufgabe 1
schützt, Tastkörperchen, Körpertemperatur, Schweiß, Hautgefäßen

Aufgabe 2
1) intramuskuläre Injektion (i. m.)
2) subkutane Injektion (s. c.)
3) intravenöse Injektion (i. v.)
4) intradermale Injektion

Lösungen

Aufgabe 3
1 (c, f), 2 d, 3 e, 4 a, 5 b

Aufgabe 4
1-2) Schweißdrüse, 3) Haarfollikel, 4) Bulbus, 5) Haar, 6) Talgdrüse

Aufgabe 5
1) c, e
2) d, a
3) b, f

Aufgabe 6
1 d, 2 e, 3 c, 4 a, 5 b

Aufgabe 7

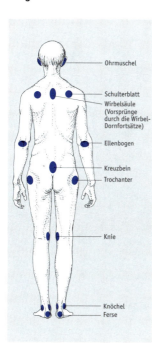

Dekubitusprophylaxe:
Zur Vorbeugung muss der bettlägerige Patient regelmäßig umgelagert werden. Wichtig sind auch gründliche Körperpflege, druckstellenfreie Lagerung auf Spezialmatratzen und durchblutungsfördernde Maßnahmen, z. B. Krankengymnastik.

Aufgabe 8
Melanozyten, Melanin, UV-Licht, Sonnenbestrahlung, Tumorzellen, malignes Melanom

Kapitel 10

Aufgabe 1
1) a, b, d, e
2) c, f

Aufgabe 2
1 c, 2 a, 3 b, 4 d

Aufgabe 3
1 c, 2 e, 3 g, 4 d, 5 b, 6 a, 7 f

Aufgabe 4
a) Ruhepotential, b) Depolarisation, c) Aktionspotential, d) Repolarisation, e) refraktär

Aufgabe 5   d

Aufgabe 6
1 a, 2 d, 3 e, 4 c, 5 b

Aufgabe 7
Elektroenzephalographie, Elektroneurographie, Craniale Computertomographie, Kernspintomographie, Neurologie, Psychiatrie

Kapitel 11

Aufgabe 1
1 b, 2 a, 3 g, 4 c, 5 d, 6 e, 7 f

Aufgabe 2   b, d

Aufgabe 3
1 c, 2 a, 3 b, 4 d

Aufgabe 4
1 c, 2 b, 3 a, 4 d

Aufgabe 5
a) Hypothalamus, b) Hirnanhangsdrüse, c) Hormone, d) Thalamus, e) Formatio

Aufgabe 6
1 d, 2 c, 3 a, 4 b

Aufgabe 7   a
1) sensibler Nerv
2) motorischer Nerv

Aufgabe 8   e

Aufgabe 9
1) Rueckenmark
2) Pyramidenbahn
3) Cauda
4) Spinalnerv
5) Reflex
6) Vorderhorn
7) Fremdreflex

Aufgabe 10 L_2, d

Aufgabe 11
a S, b P, c S, d S, e P, f P

Aufgabe 12
1 e, 2 (a, c, f), 3 b, 4 d

Aufgabe 13   1 c, 2 a, 3 b

Aufgabe 14
spastische, Hirninfarktes, Querschnittslähmung, sensible, Tetraplegie, Paraplegie

Aufgabe 15   a, b, c, e

Aufgabe 16
a) Apoplex, b) Hirnembolie, c) Hemiparese, d) Kontrakturen, e) Spitzfuß

Aufgabe 17   a, b, d, e

Kapitel 12

Aufgabe 1   b

Aufgabe 2   1 b, 2 a, 3 c

Aufgabe 3
Schmerzempfindung, Schmerzrezeptoren, Körperschäden, entfernen, Schmerzwahrnehmung, Rückenmarksebene, Endorphine, Serotonin

Aufgabe 4   a, b, e, f, g

Aufgabe 5
1) Traenendruese,
2) Staebchen, 3) Zapfen,
4) Konvergenz, 5) Mydriasis,
6) Miosis, 7) Dioptrie,
8) Visus, 9) Akkomodation

Aufgabe 6
1 g, 2 f, 3 d, 4 h, 5 c, 6 e, 7 i, 8 a, 9 b

Aufgabe 7   a, d

Aufgabe 8
Photorezeptoren, Zapfen, Stäbchen, Fovea centralis, Zapfen, Papille, blinder Fleck

Aufgabe 9   b, c, d

Aufgabe 10   a, b, d, e

Aufgabe 11   1 c, 2 a, 3 b

Aufgabe 12
1 a, 2 c, 3 h, 4 f, 5 e, 6 b, 7 g, 8 d

Aufgabe 13   b

Kapitel 13

Aufgabe 1 a, b, d

Aufgabe 2
1) ZNS: Hypothalamus, Epiphyse, u.a.
2) C-Zellen der Schilddrüse
3) Thymus
4) Herzvorhöfe
5) Lungenepithel
6) Leber
7) Niere
8) Magen-Darm-Trakt
9) Plazenta in der Schwangerschaft
10) Hypophyse
11) Schilddrüse
12) Nebenschilddrüse
13) Nebenniere
14) Pankreas
15) Eierstöcke
16) Fettgewebe
17) Hoden

Aufgabe 3
1 b, 2 c, 3 d, 4 a

Aufgabe 4
1 d, 2 a, 3 b, 4 c

Aufgabe 5
1 b, 2 c, 3 e, 4 a, 5 d

Aufgabe 6 a, c, d, f, g

Aufgabe 7 c

Aufgabe 8 a, b, c, e

Aufgabe 9 a, b, d, e

Aufgabe 10 a, b, d

Kapitel 14

Aufgabe 1
1 b, 2 e, 3 a, 4 c, 5 d

Aufgabe 2 a, b, c

Aufgabe 3 b, c

Aufgabe 4 1 b, 3 a

Aufgabe 5 e

Aufgabe 6 1 c, 2 b, 3 a

Aufgabe 7
1) lymphatischer Rachenring
2) Thymus
3) Achsellymphknoten
4) Wurmfortsatz (Appendix)
5) Leistenlymphknoten
6) Milz,
7) Dünndarm (Peyersche Plaques)

Aufgabe 8
Vasokonstriktion, Thrombozyten, Fibrin, Bindegewebszellen
1) Gefäßreaktion
2) Blutstillung
3) Gerinnung

Aufgabe 9
Blutgruppe A Rhesus-positiv

Kapitel 15

Aufgabe 1
1 g, 2 m, 3 d, 4 l, 5 b, 6 f, 7 e, 8 i, 9 c, 10 k, 11 h, 12 a

Aufgabe 2
1 c, 2 a, 3 d, 4 b

Aufgabe 3
70, Systole, Lungenkreislauf, Körperkreislauf, Diastole, Anspannungsphase, Aorten- und Pulmonalklappen

Aufgabe 4
1) Sinusknoten
2) AV-Knoten
3) His-Bündel
4) Kammerschenkel
5) Purkinje-Faser

Aufgabe 5 1 b, 2 c, 3 a

Aufgabe 6 b

Aufgabe 7 a, c, e

Aufgabe 8 1 b, 2 a, 3 c

Aufgabe 9 a, e

Aufgabe 10

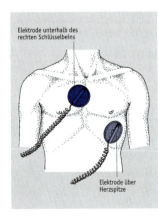

Kapitel 16

Aufgabe 1
1 c, 2 b, 3 a, 4 d, 5 e, 6 h, 7 i, 8 f, 9 g

Aufgabe 2
1) b, d, f,
2) a, c, e

Aufgabe 3
5, Pressorezeptoren, Gefäßreaktion, Adrenalin, Noradrenalin, schneller, kräftiger, Angiotensin II, Aldosteron, Gehirns, Herz, Lunge, Nieren

Aufgabe 4

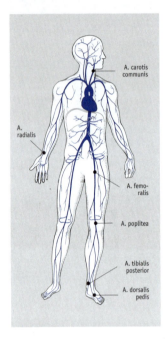

Aufgabe 5
1) b, c
2) a, d

Aufgabe 6 d

Aufgabe 7
1) Arteriosklerose, 2) Plexus, 3) Windkessel, 4) Pfortader, 5) Oedem, 6) Endothel, 7) Kapillaren, 8) Aneurysma, 9) Puls

Aufgabe 8
Arteriosklerose, Hypertonie, Infarkt

Aufgabe 9
a) Hoher Cholesterinspiegel
b) Rauchen
c) Diabetes mellitus
d) Hypertonie

Aufgabe 10 c, d

Lösungen

Kapitel 17

Aufgabe 1
1 e, 2 a, 3 i, 4 b, 5 f, 6 k, 7 l, 8 c, 9 g, 10 d, 11 h

Aufgabe 2 c

Aufgabe 3 b

Aufgabe 4
Larynx, Luftwege, Stimmbildung, Adamsapfel, Zungengrund, Luftröhre, Schildknorpel, Kehldeckel, Epiglottis, Schluckakt, Ringknorpel, Stellknorpel, Stimmbänder

Aufgabe 5 1 c, 2 a, 3 b

Aufgabe 6
a) Spirometer, b) Vitalkapazität, c) Surfactant, d) Atemzentrum, e) Stimmbänder, f) Larynx, g) Intubation, h) Pleura

Aufgabe 7 a, b

Aufgabe 8
1 c, 2 b, 3 e, 4 a, 5 d, 6 f

Aufgabe 9
1 e, 2 d, 3 b, 4 a, 5 c, 6 f

Aufgabe 10
1 c, 2 a, 3 e, 4 d, 5 b

Aufgabe 11
Pneumonie, Lungenentzündung, Fieber, Tachykardie, Atmung, Hustenreiz, Auswurf, Pleuritis, Sauerstoff, Antibiotika, Atemgymnastik, Abklopfen, Franzbranntwein, Atemtrainingsgeräten, Vibrationsklopfmassage, endotracheale

Kapitel 18

Aufgabe 1
1) Zwerchfell
2) Leber
3) Gallenblase
4) Zwölffingerdarm (Duodenum)
5) Kolon
6) Blinddarm (Caecum)
7) Wurmfortsatz (Appendix)
8) Speiseröhre (Oesophagus)
9) Magen
10) Bauchspeicheldrüse (Pankreas)
11) Colon transversum
12) Dünndarm
13) Colon descendens
14) Rektum (Enddarm)

Aufgabe 2
Pilzinfektion, Candida albicans, weiße, Zunge, Antimykotikatherapie

Aufgabe 3 e

Aufgabe 4 b, c, e, f

Aufgabe 5 b, d

Aufgabe 6 2, 5, 1, 4, 3

Aufgabe 7
1 b, 2 a, 3 d, 4 c

Aufgabe 8
a) Kardia
b) Korpus
c) Pylorus
d) Belegzellen
e) Gastritis
f) Ulkus
g) Antazida
h) Spätschmerz

Aufgabe 9
1 b, 2 a, 3 d, 4 c

Aufgabe 10 a, f

Aufgabe 11
1 f, 2 a, 3 c, 4 d, 5 g, 6 e, 7 b

Aufgabe 12
Cholelithiasis, rechten, Gallenkolik, Nulldiät, krampflösende, Schmerzmittel

Aufgabe 13 c

Aufgabe 14
Enzyme, wasserlöslich, fettlöslich, Medikamente, First pass Effekt, parenteral, intravenös, intramuskulär

Aufgabe 15
1) Stoffwechsel
2) Entgiftung
3) Albumin
4) Bilirubin
5) Gelbsucht
6) Hepatitis
7) Toxisch
8) Koma

Aufgabe 16
1) b, e
2) a, c, d

Aufgabe 17 a, b, d, e

Aufgabe 18
1) Ballaststoffe
2) Laxanzien
3) Ileus
4) Divertikel
5) Peristaltik
6) Crohn
7) Polypen

Kapitel 19

Aufgabe 1 d

Aufgabe 2 c

Aufgabe 3 b

Aufgabe 4
12, 1, regelmäßigen, Diät, Blutzuckerkontrollen, Antidiabetika, Insulin

Aufgabe 5

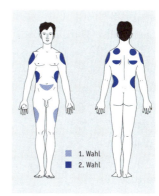

Aufgabe 6 b, c

Aufgabe 7 1 c, 2 b, 3 a

Aufgabe 8
1) Durchblutungsstörung, Schlaganfall
2) diabetische Retinopathie
3) koronare Herzkrankheit (Infarkt)
4) diabetische Nephropathie
5) periphere Polyneuropathie
6) periphere arterielle Verschlusskrankheit
7) diabetischer Fuß

Aufgabe 9
Normalgewicht 65 kg, Idealgewicht 55, 25 kg

Aufgabe 10 b

Aufgabe 11
1 b, 2 c, 3 a, 4 d

Aufgabe 12
Ballaststoffen, Darmperistaltik, Transport, Verstopfung, 30 g, Vollkornprodukte, Kartoffeln, Gemüse

Aufgabe 13   1 b, 2 c, 3 a

Aufgabe 14   a, c, d

Aufgabe 15   2 a, 3 b, 1 c

Kapitel 20

Aufgabe 1   d

Aufgabe 2
1 c, 2 d, 3 f, 4 e, 5 a, 6 b

Aufgabe 3   a, b, c, d

Aufgabe 4
1 c, 2 d, 3 a, 4 b

Aufgabe 5   c

Aufgabe 6   a, c, e

Aufgabe 7
glomeruläre, Filtrationsrate, 120 ml, 180 l

Aufgabe 8   b

Aufgabe 9
1 d, 2 e, 3 a, 4 b, 5 c, 6 f

Aufgabe 10   b

Aufgabe 11
1 a, 2 d, 3 e, 4 b, 5 c, 6 f

Aufgabe 12   a, c, d

Aufgabe 13
1 b, 2 d, 3 a, 4 c

Aufgabe 14
70%, 1500 ml, 600 ml, 400 ml, Unterwässerung (Dehydratation), Hypernatriämie, hypertonen, Volumenmangels, neuromuskulären Erregungsleitung, Herzrhythmusstörung

Aufgabe 15
1 d, 2 b, 3 a, 4 c

Aufgabe 16
Natrium, Kalium, Kalzium, Magnesium, Chlorid, Phosphat

Kapitel 21

Aufgabe 1
1 a, 2 e, 3 h, 4 d, 5 g, 6 c, 7 b, 8 f

Aufgabe 2   a, b, c, e

Aufgabe 3
1 d, 2 c, 3 a, 4 e, 5 f, 6 b

Aufgabe 4
1) a, b, d, f
2) c, e

Aufgabe 5
1 a, 2 g, 3 b, 4 f, 5 d, 6 c, 7 e

Aufgabe 6
1) c, d, e
2) a, b, f

Aufgabe 7   a, b, c, d

Aufgabe 8   1 c, 2 a, 3 b

Kapitel 22

Aufgabe 1   b

Aufgabe 2
Trophoblast, Chorionplatte, Decidua basalis, Plazentaschranke, Dottersack, Amnionhöhle, Chorionhöhle, Fruchtblase, Fruchtwasser

Aufgabe 3   1 b, 2 c, 3 a

Aufgabe 4   1 a, 2 b

Aufgabe 5   b, c, d

Aufgabe 6   a, b, c, e

Aufgabe 7
1 a, c
2 b, e
3 d

Aufgabe 8

Wochen nach Entbindung	Wochenfluss	Uterusgröße
1. Woche	blutig	
Ende der 1. Woche	braun-rötlich	
Ende der 2. Woche	dunkel-gelb	
Ende der 3. Woche	grau-weiß	
nach ca. 4 – 6 Wochen	Versiegen des Wochenflusses	

Kapitel 23

Aufgabe 1   d

Aufgabe 2
a) **A**ussehen (Hautfarbe)
b) **P**uls (Herzfrequenz)
c) **G**rimasse (beim Schleimabsaugen)
d) **A**ktivität (Muskeltonus)
e) **R**espiration (Atmung)

Aufgabe 3
37., Frühgeborene, Lunge, Gefäßsystem, ZNS, Infektionen, Fehlbildungen, Anpassungsstörungen, Tragezeit, unreifer, Atemstörungen, foetalen Kreislaufs, Sauerstoffmangel, Konzentrations- und Lernstörungen, Krampfanfälle, Hör- und Sehstörungen, Zuwendung, Körperkontakt

Aufgabe 4   b, c, e, f

Aufgabe 5
a) Surfactant
b) Foramen ovale
c) Ductus arteriosus Botalli
d) Mekonium
e) Ikterus
f) Phototherapie

Aufgabe 6   a, b, d, e

Aufgabe 7
1 c, 2 d, 3 b, 4 a

Aufgabe 8
a) 6 Wochen, b) 3 Monate, c) 5 Monate, d) 10 Monate, e) 9 Monate, f) 12 Monate, g) 14 Monate, h) 18 Monate

Lösungen

Aufgabe 9
1) Kinderkrankheit
2) Impfung
3) Windpocken
4) Kindstod
5) Keuchhusten
6) Allergie
7) Rachitis
8) Roeteln

Kapitel 24

Aufgabe 1   b

Aufgabe 2
a) Arteriosklerose
b) Altersemphysem
c) Arthrose
d) depressiv
e) Obstipation
f) Inkontinenz

Aufgabe 3   1 b, 2 a

Aufgabe 4
1) Schlaf
2) Persoenlichkeit
3) Orientierung
4) Demenz
5) Verwirrtheit

Aufgabe 5   c

Aufgabe 6   a, b, d, e, f

Aufgabe 7   e

Aufgabe 8
a) Störungen der Merkfähigkeit
b) Verlust des Tag-Nacht-Rhythmus
c) Interesselosigkeit
d) Fehlen von Gefühlsregungen
e) Reizbarkeit und Aggressivität
f) Apathie
g) Inkontinenz
h) Gangstörungen

Kapitel 25

Aufgabe 1
1) a, f
2) c, e
3) b, d

Aufgabe 2   d

Aufgabe 3
1 a, 2 d, 3 b, 4 c

Aufgabe 4   a, c, e

Aufgabe 5   1 c, 2 b, 3 a

Aufgabe 6
a) Interaktion
b) Sender
c) verbale
d) Körpersprache
e) Mimik
f) Tonfall

Aufgabe 7
1 b, 2 a, 3 e, 4 d, 5 c

Aufgabe 8   b, e

Aufgabe 9
1 a, 2 d, 3 c, 4 b

Kapitel 26

Aufgabe 1   c, e

Aufgabe 2
1 a, 2 c, 3 b, 4 d

Aufgabe 3   b, e, f

Aufgabe 4
1 d, 2 b, 3 g, 4 c, 5 f, 6 h, 7 e, 8 a

Aufgabe 5
1) a, b, d
2) c, e

Aufgabe 6
a) **A**temwege freimachen
b) **B**eatmung
c) **C**irculation = Herzdruckmassage
d) **D**efibrillation, **D**rugs (= Medikamente)

Aufgabe 7
Gewebsflüssigkeit, Volumenmangelschock, Rötung, Blasenbildung, Wasser, Decken, gekühlt, 15, Salben, Puder, Sprays

Aufgabe 8
e 1, a 2, b 3, f 4, d 5, c 6

Aufgabe 9   a, c

Aufgabe 10
1 b, 2 d, 3 c, 4 a

Aufgabe 11
a, d, f; gesuchte Buchstabenkombination SOS

Aufgabe 12   b, d

Aufgabe 13
Herzschlag, Herzens, Elektroden, Stromimpuls, 7 – 10

Aufgabe 14   b, c

Aufgabe 15
1) Handschuhe
2) Nadelstich
3) Schutzkappe
4) Plastikkanister
5) Infektion
6) Hepatitis B
7) Impfung
8) Antikörpertiter

Notizen